AF586606

MINISTÈRE DU COMMERCE, DE L'INDUSTRIE

ET DES COLONIES.

EXPOSITION UNIVERSELLE INTERNATIONALE DE 1889.

DIRECTION GÉNÉRALE DE L'EXPLOITATION.

CONGRÈS INTERNATIONAL D'HYGIÈNE ET DE DÉMOGRAPHIE,

TENU À PARIS DU 4 AU 11 AOÛT 1889.

COMPTE RENDU SOMMAIRE.

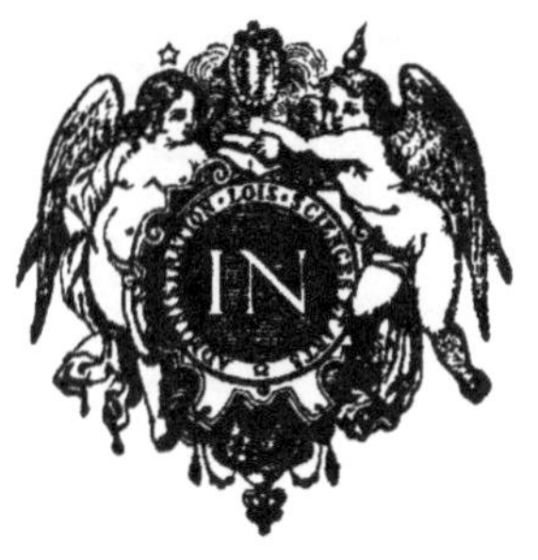

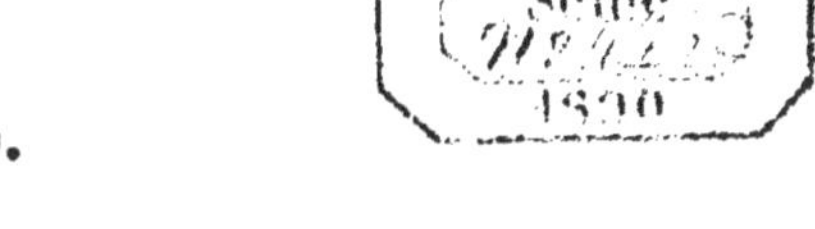

PARIS.

IMPRIMERIE NATIONALE.

M DCCC XC.

COMITÉ D'ORGANISATION[1].

PRÉSIDENTS D'HONNEUR.

MM. Bergeron, secrétaire perpétuel de l'Académie de médecine, vice-président du Comité consultatif d'hygiène.

Chauveau, membre de l'Institut, inspecteur général des écoles vétérinaires.

PRÉSIDENT.

M. Brouardel, membre de l'Académie de médecine, doyen de la Faculté de médecine, président du Comité consultatif d'hygiène publique de France.

VICE-PRÉSIDENTS.

MM. Colin (Léon), membre de l'Académie de médecine, médecin inspecteur général de l'armée.

Monod (Ch.), directeur général des services d'assistance et d'hygiène publique au Ministère de l'intérieur.

Nicolas, directeur du commerce intérieur au Ministère du commerce et de l'industrie.

Rochard, membre de l'Académie de médecine, ancien inspecteur général du service de santé de la marine.

Siegfried, député, membre du Comité consultatif d'hygiène.

Trélat, directeur de l'École spéciale d'architecture.

SECRÉTAIRE GÉNÉRAL.

M. Napias (le docteur), secrétaire général de la Société de médecine publique, inspecteur général des services administratifs au Ministère de l'intérieur.

SECRÉTAIRE GÉNÉRAL ADJOINT.

M. Martin (le docteur A.-J.), secrétaire général adjoint de la Société de médecine publique, secrétaire général du Conseil supérieur de l'assistance publique.

TRÉSORIER.

M. Thévenot (le docteur).

MEMBRES DU COMITÉ.

MM.

Bourneville (le docteur), député, membre du Comité consultatif d'hygiène.

Chautemps, président du Conseil municipal de Paris.

[1] Le Comité d'organisation a été constitué par arrêté ministériel du 17 juillet 1888. Il a nommé le bureau du Congrès dans la séance du 17 octobre 1889.

MM.

Cornil, sénateur, membre de l'Académie de médecine et du Comité consultatif d'hygiène.

Dubrisay (le docteur), membre du conseil de l'Assistance publique de Paris.

Dujardin-Beaumetz (le docteur), membre de l'Académie de médecine.

Gariel (le docteur), membre de l'Académie de médecine, ingénieur en chef des ponts et chaussées.

Gavarret (le docteur), membre de l'Académie de médecine.

Grancher (le docteur), professeur à la Faculté de médecine.

Jacquot, inspecteur général des mines.

Levraud (le docteur), conseiller municipal.

Mayer, conseiller municipal.

Peyron (le docteur), directeur de l'Assistance publique.

Pouchet (Gabriel), agrégé de la Faculté de médecine.

Proust (le docteur), professeur à la Faculté de médecine.

Strauss, conseiller municipal.

Trélat (le docteur Ulysse), membre de l'Académie de médecine.

Vallin (le docteur), directeur de l'École de santé militaire de Lyon.

Vaudremer, architecte, membre de l'Institut.

BUREAU FRANÇAIS DU CONGRÈS

NOMMÉ PAR LE COMITÉ D'ORGANISATION.

PRÉSIDENTS D'HONNEUR.

MM. Bergeron (le docteur). — Gréard. — de Freycinet. — Chauveau. — Pasteur. — Levasseur.

PRÉSIDENT.

M. Brouardel (le docteur).

VICE-PRÉSIDENTS.

MM. E. Trélat. — Siegfried. — J. Rochard. — H. Monod. — Nicolas. — L. Colin. — Lagneau. — Levraud.

SECRÉTAIRE GÉNÉRAL.

M. Napias (le docteur H.).

SECRÉTAIRE GÉNÉRAL ADJOINT.

M. Martin (le docteur A.-J.).

TRÉSORIER.

M. Thévenot (le docteur A.).

ARCHIVISTE.

M. Neumann (le docteur).

SECTIONS

DU CONGRÈS INTERNATIONAL D'HYGIÈNE DE PARIS.

(1889.)

SECTION I.

Hygiène de l'enfance. — Allaitement. — Protection et hygiène du premier âge. — Hygiène scolaire. — Surmenage, etc.

SECTION II.

Hygiène urbaine et rurale. — Construction et disposition des habitations privées et collectives. — Chauffage. — Ventilation. — Canalisations souterraines. — Logements insalubres. — Constructions rurales. — Étables. — Fosses à fumier, etc.

SECTION III.

Bactériologie appliquée à l'hygiène. — Maladies épidémiques et contagieuses, etc.

SECTION IV.

Hygiène industrielle et professionnelle. — Enfance ouvrière. — Industries insalubres. — Maladies et accidents professionnels.

SECTION V.

Hygiène internationale et *Police sanitaire.*

SECTION VI.

Hygiène alimentaire. — Falsifications. — Eau potable. — Filtrage, etc.

SECTION VII.

Démographie. — Statistique sanitaire.

SECTION VIII.

Crémation. — La section VIII constituera en quelque sorte un Congrès spécial, présidé par le président de la Commission internationale de crémation, mais sous l'autorité du Comité d'organisation.

QUESTIONS

PROPOSÉES PAR LE COMITÉ D'ORGANISATION[1].

1. *Mesures d'ordre législatif, administratif et médical prises dans les divers pays pour la protection de la santé et de la vie de la première enfance.* — Rapporteurs : MM. le docteur LANDOUZY, médecin des hôpitaux, professeur agrégé à la Faculté de Paris; et le docteur H. NAPIAS, inspecteur général des services administratifs du Ministère de l'intérieur.

2. *De l'enlèvement et de l'utilisation des détritus solides (fumiers, boues, gadoues, débris de cuisine, etc.) dans les villes et dans les campagnes.* — Rapporteurs : MM. DU MESNIL, membre de la Commission des logements insalubres de la ville de Paris, secrétaire du Comité consultatif d'hygiène; et JOURNET, ingénieur des ponts et chaussées, attaché à la direction des travaux de Paris.

3. *Régime et distribution de la température dans l'habitation.* — Rapporteurs : MM. Émile TRÉLAT, directeur de l'École spéciale d'architecture; et SOMASCO, ingénieur.

4. *Action du sol sur les germes pathogènes.* — Rapporteurs : MM. le docteur GRANCHER, professeur à la Faculté de médecine de Paris; et le docteur RICHARD, médecin-major, membre du Comité consultatif d'hygiène.

5. *Protection des cours d'eau et des nappes souterraines contre la pollution par les résidus industriels.* — Rapporteurs : M. le docteur J. ARNOULD, médecin inspecteur de l'armée, professeur à la Faculté de médecine de Lille; et le docteur A.-J. MARTIN, membre du Comité consultatif d'hygiène.

6. *De l'assainissement des ports.* — Rapporteur : M. le docteur A. PROUST, professeur d'hygiène à la Faculté de Paris, inspecteur général des services sanitaires, etc.

7. *Accidents causés par les substances alimentaires d'origine animale contenant des alcaloïdes toxiques.* — Rapporteurs : MM. P. BROUARDEL, doyen de la Faculté de médecine de Paris; POUCHET, membre du Comité consultatif d'hygiène; et le docteur LOYE.

8. *De la statistique des causes de décès dans les villes.* — Rapporteur : M. le docteur J. BERTILLON, chef du service démographique de la ville de Paris, membre du Comité consultatif d'hygiène publique de France, etc.

[1] Les rapports sur ces questions ont été distribués aux membres du Congrès : ils figurent dans le compte rendu *in extenso*.

CONGRÈS INTERNATIONAL
D'HYGIÈNE ET DE DÉMOGRAPHIE,

TENU À PARIS DU 4 AU 11 AOÛT 1889.

COMPTE RENDU SOMMAIRE DES SÉANCES.

Séance générale d'ouverture. — Dimanche 4 août 1889.

Le Congrès international d'hygiène et de démographie a été ouvert à 4 heures de l'après-midi, dans le grand amphithéâtre de la Faculté de médecine, sous la présidence de M. le professeur Brouardel, doyen de la Faculté, président du Congrès.

A ses côtés ont pris place : MM. le docteur Chautemps, président du Conseil municipal de la ville de Paris; le capitaine Douglas-Galton, président de *The sanitary Institute of Great-Britain;* le professeur Pacchiotti, ancien président du congrès international d'hygiène de Turin en 1880; H. Monod, directeur de l'assistance et de l'hygiène publiques au ministère de l'intérieur; le docteur Proust, inspecteur général des services sanitaires; Jacques, président du Conseil général de la Seine; le docteur H. Napias, secrétaire général; le docteur A.-J. Martin, secrétaire général adjoint; le docteur Thévenot, trésorier; le docteur Neumann, archiviste du Congrès; Gariel, rapporteur général des conférences et congrès. L'estrade était occupée par MM. les membres du Comité d'organisation et un grand nombre de délégués français et étrangers.

M. Brouardel souhaite aux membres étrangers la plus cordiale bienvenue au nom des membres français du Congrès et de la Faculté.

Parlant de l'hygiène en général, il indique ensuite son importance, le caractère international qu'elle doit présenter; les difficultés que rencontrent les solutions qu'elle préconise. Puis il passe en revue quelques-uns des progrès réalisés et signale les principales questions qui s'imposent à l'attention du présent Congrès.

En terminant, M. le Président s'adresse aux jeunes collaborateurs qui se sont associés à la préparation du Congrès, ainsi qu'aux jeunes savants qui se sont fait inscrire pour y prendre part : «C'est avec joie, dit-il, que nous saluons votre arrivée parmi nous. Nous savons que nous devons être poussés par de plus ardents pour continuer nos efforts. Soyez ces ardents; vous entrez dans la carrière alors que vos aînés y sont encore; plus heureux que ceux-ci, vous êtes nés à la science alors que l'outillage scientifique était créé. Vous avez pu apprendre la technique de votre métier dans les laboratoires que notre génération a fait créer pour vous, alors qu'elle en avait été privée. Vous abordez les recherches avec des armes que vous nous devez, et dont nous ne saurions plus, pour la plupart, apprendre à nous servir. Que vos travaux nous récompensent de nos efforts. Je ne sais si l'aile du génie caressera quelques-uns d'entre vous, mais je sais que vous êtes laborieux, et le génie ne vient pas chez ceux qui ne le conquièrent pas de haute lutte par un travail persévérant. Au nom des hygiénistes qui, cinq fois déjà, ont dans les divers pays combattu le bon combat, je salue nos jeunes collègues; notre génération a préparé l'opinion publique et les armes; à eux de s'en saisir et de s'en servir pour l'humanité.»

Plusieurs délégués étrangers prennent ensuite la parole.

M. le capitaine Douglas-Galton, président de *The sanitary Institute of Great-Britain*, invite les membres du Congrès à assister à celui qui se réunira à Londres en 1891.

M. le professeur Pacchiotti, ancien président du congrès international d'hygiène de Turin en 1880, énumère les progrès les plus importants qui ont eu lieu dans ces dernières années en France et en Italie au point de vue de l'hygiène. «Grâce à l'illustre Pasteur, dit-il en terminant, la science sanitaire a conquis une méthode, des procédés de recherches dont la prophylaxie utilise chaque jour les conséquences. L'Italie a été heureuse de s'associer à ce mouvement en créant dans diverses villes des instituts sur le modèle de celui de Pasteur. Ainsi la France et l'Italie marchent d'accord sur la large voie du progrès intellectuel et moral, sous le souffle tout-puissant de la liberté et de la paix; un même esprit réformateur vivifie et agite les deux nations; le cœur des deux peuples bat à l'unisson; la France et l'Italie, unies entre elles, peuvent et doivent marcher la main dans la main, comme deux sœurs, vers la conquête de nouveaux horizons, pour l'avancement des sciences, pour le progrès de l'hygiène, pour le bonheur de l'humanité, la gloire de la civilisation et la grandeur de la patrie.»

M. le docteur J. Crocq expose l'état actuel des institutions d'hygiène publique en Belgique.

«Le premier des intérêts d'une nation, quelle qu'elle soit, est, déclare-t-il, la santé du peuple; il prime et domine tous les autres. Il n'est, d'ailleurs, pas de questions qui se prêtent davantage à l'internationalisme que les questions d'hygiène publique; à leur égard, tous les peuples sont solidaires et dépendent les uns des autres. Aussi les Gouvernements doivent-ils s'intéresser tout particulièrement aux congrès internationaux d'hygiène, surtout lorsque de telles assemblées siègent en France, cette terre classique de la liberté, et dans cette ville de Paris, qui est non seulement la capitale de la France, mais aussi, ma qualité d'étranger me permet de m'exprimer ainsi, la vraie capitale du progrès et de la civilisation.»

A son tour, M. le docteur J. Félix (de Bucharest) évoque la mémoire des membres français du congrès de 1878 qui ont disparu : Bouchardat et Gubler, Bouley, Durand-Claye, Fauvel, Liouville, Paul Bert, Bertillon père, Tardieu, Wurtz, etc. Depuis cette époque, l'ancien édifice de l'hygiène, basé en partie sur des hypothèses, a été ébranlé par la nouvelle science de la bactériologie, créée ici en France, et démoli en grande partie par les découvertes immortelles de Pasteur, qui ont jeté une si grande lumière sur l'origine des maladies infectieuses. Une ère nouvelle s'est ouverte. Le Congrès actuel ne sera pas moins fécond que son prédécesseur de 1878.

MM. le docteur W. de Dekterew (de Saint-Pétersbourg), Mariano Belmas (de Madrid) expriment leur satisfaction de prendre part au Congrès, au nom des Sociétés dont ils sont les délégués. M. le docteur Corfield (de Londres) rappelle qu'il y a vingt ans, il se trouvait comme auditeur sur les bancs de cet amphithéâtre, et il exprime toute sa reconnaissance à ses anciens maîtres de la Faculté de Paris.

M. le docteur Chautemps, président du Conseil municipal de la ville de Paris, remercie les orateurs précédents de l'opinion si flatteuse qu'ils ont exprimée en faveur des efforts que la ville de Paris ne cesse de faire pour l'hygiène publique. On vient de féliciter la France d'être en politique une terre de liberté, mais en même temps de comprendre qu'en matière sanitaire on ne saurait pas plus admettre la liberté d'empoisonner que celle de propager, par son incurie, la mort autour de soi.

Le rapport sur l'organisation du Congrès est ensuite lu par M. le docteur H. Napias, secrétaire général du Congrès. Le nombre des adhérents est de 717, parmi lesquels on compte 206 étrangers. 31 nations y sont représentées; tous les pays d'Europe, excepté l'empire d'Allemagne et l'Autriche-Hongrie, ont envoyé des délégués, soit de la part des gouvernements ou des municipalités, soit au nom de sociétés particulières. Les délégations françaises sont nombreuses; on compte parmi elles celles de 29 villes: c'est la première fois que des municipalités se font représenter en aussi grand nombre à un Congrès d'hygiène et manifestent si hautement le souci qu'elles ont de la santé des populations qu'elles administrent.

SÉANCES DES SECTIONS.

SECTION I.

HYGIÈNE DE L'ENFANCE.

I. *Mesure d'ordre législatif, administratif et médical, prises dans les divers pays pour la protection de la santé et de la vie de la première enfance.*

Dans leur rapport sur cette question, MM. les docteurs Landouzy et Napias rappellent tout d'abord combien la mortalité infantile est considérable dans tous les pays, surtout dans les douze premiers mois de la vie, puisqu'elle peut atteindre dans cette période jusqu'à 34 p. 100, soit plus du tiers des enfants de cet âge. Bien que la question de la protection de l'enfance ait été plusieurs fois déjà portée devant les congrès d'hygiène, il convient de la reprendre de nouveau, afin surtout de faire une enquête pouvant établir en pleine lumière : 1° l'étendue et la gravité du mal; 2° la diversité, l'insuffisance ou l'inanité des remèdes employés contre lui; 3° la nécessité de faire autrement et plus que ce qui a été tenté en tous pays, puisque la morbidité et la mortalité infantiles ne semblent guère avoir bénéficié des enseignements et des bienfaits de l'hygiène.

Les rapporteurs ont cherché à faire cette enquête, mais les réponses faites à leurs demandes ne leur ont pas permis d'arriver à un résultat satisfaisant.

Une enquête complète, scientifiquement conduite, est à faire, et les rapporteurs demandent au Congrès d'en établir les bases après une discussion sur les propositions suivantes :

1° *Il est nécessaire que, dans tous les pays, on adopte un mode uniforme pour la statistique de la mortalité des enfants du premier âge. Cette statistique devrait noter les enfants d'année en année depuis la naissance jusqu'à cinq ans.*

2° *L'enregistrement des décès des enfants ne devrait se faire qu'après une enquête rigoureuse portant sur les points suivants : Nature de la maladie qui a occasionné la mort, date exacte de la naissance, mode d'élevage (sein, biberon, mixte, autres genres d'alimentation), nature du biberon employé, nature du lait, maladies transmissibles dont auraient pu être atteints les parents de l'enfant ou les personnes qui lui donnent des soins, salubrité du logement occupé par les parents ou les nourriciers.*

3° *Toute mesure légale, administrative ou privée, qui favorisera l'allaitement maternel, servira au mieux l'hygiène infantile. L'allaitement artificiel est de tous les moyens de contagion l'un des plus sûrs pour les maladies infectieuses (tuberculose); ce qui explique que l'élevage au sein* exclusif *donne aux enfants, toutes choses égales d'ailleurs, des chances de survie considérables.*

4° *Dans les cas où l'allaitement maternel serait reconnu impossible, il faut encourager le mode d'allaitement artificiel qui donnera le plus de garanties contre la trans-*

mission des germes morbides; imposer au besoin le choix d'un biberon et prendre toutes mesures pour assurer la non-contamination du lait.

5° *Il convient que les notions d'hygiène infantile soient répandues partout, par tous les moyens possibles, dans les villes et dans les campagnes; qu'elles soient apprises aux filles dès l'école primaire, et il faudrait même, dans les grandes villes surtout, annexer aux écoles primaires des crèches où les jeunes filles, dans les deux dernières années de l'écolage, apprendraient* pratiquement *à soigner les enfants du premier âge.*

6° *Dans les villes industrielles, toute mesure prise pour diminuer la durée du travail de la femme, à l'atelier ou à l'usine, sera une mesure d'hygiène dont l'enfant bénéficiera nécessairement.*

Le rapport de MM. Landouzy et Napias a donné lieu à une discussion qui a duré plusieurs séances et qu'il y a lieu de diviser en deux parties : celle qui concerne plus directement le rapport et les conclusions qui le terminent et celle qui a eu plus spécialement en vue l'examen des résultats obtenus par la loi Roussel, ainsi que les modifications dont il y aurait intérêt à obtenir au plus tôt l'adoption.

La première conclusion est adoptée, avec cette modification, sur la demande de M. le docteur Janssens, que la statistique annuelle de la mortalité des enfants du premier âge sera faite de mois en mois et, pour le premier mois, par semaine. Quant à la deuxième conclusion, M. le docteur Napias, tenant compte des observations présentées, y fait remplacer les mots : *La nature du lait*, par ceux-ci : *L'origine et la nature du lait;* de plus, la mortalité sera comptée par saison et l'on indiquera l'époque de la dentition. Les troisième, quatrième, cinquième et sixième conclusions sont adoptées sans modification.

La Section adopte ensuite les vœux suivants : 1° sur la proposition de M. le docteur Laurent, que «la connaissance des matières concernant l'hygiène, et surtout l'hygiène infantile, qui figurent au programme des brevets de capacité supérieurs et primaires, soit réellement exigée des aspirants et aspirantes à ce brevet, et qu'à cet effet des médecins figurent dans les jurys, et que des conférences sur l'hygiène de l'enfance soient faites officiellement dans les départements.»

2° Sur la proposition de M. le docteur Ledé, que «le médecin de la crèche ait l'autorité nécessaire pour faire observer les mesures d'hygiène et les règles d'alimentation.»

Le vœu suivant, proposé par MM. les docteurs Landouzy et Napias, est également adopté : «La Section d'hygiène de l'enfance du Congrès international, ayant constaté la nécessité d'une enquête permanente sur la mortalité de la première enfance, émet le vœu que la Société de médecine publique, instigatrice du Congrès, se mette en rapport avec les institutions de France et de l'étranger qui s'occupent d'hygiène, pour faire étudier cette question par une commission permanente internationale.»

Quant à la discussion de la loi Roussel, elle a été surtout d'ordre administratif. M. le docteur R. Blache a exposé quels efforts ont été faits et quels progrès réalisés en France et en Europe, depuis cinquante ans, en faveur de l'hygiène et de la protection de l'enfance du premier âge. La loi Roussel, s'appuyant sur les résultats déjà obtenus par les Sociétés protectrices de l'enfance, est venue donner une sanction officielle à ces efforts, en cherchant à les généraliser sur tout le territoire français; il y a lieu de lui apporter quelques modifications dont la nécessité a été démontrée par la pratique. L'autorité administrative doit étendre sa sollicitude sur les crèches; il est d'impérieuse nécessité que toutes les précautions hygiéniques y soient rigoureusement observées. Il déclare que le régime de la crèche lui paraît plus favorable que le milieu dans lequel vivent les enfants de la classe ouvrière.

M. le docteur Ledé a étudié la mortalité des enfants originaires de Paris placés en nourrice en province, d'après une enquête statistique qui a porté sur 9,178 de ces enfants et lui a donné les indications suivantes : 1° l'application de la loi Roussel a eu comme effet certain de diminuer la mortalité des enfants en nourrice; 2° cette mortalité a surtout diminué chez les enfants placés loin du domicile de leurs parents; 3° un enfant a d'autant plus de chance de survivre qu'il est placé chez une nourrice au sein, à la condition que le placement soit effectué peu de temps après la naissance (un à quinze jours au plus); 4° l'élevage au biberon est d'autant plus nuisible pour un enfant que le mode d'élevage est pratiqué à une époque plus rapprochée de la naissance; 5° cette mortalité des enfants élevés au biberon tient à l'emploi du biberon à long tube et aux mauvaises conditions du voyage de Paris au lieu d'élevage; 6° l'interdiction du biberon à long tube est nécessaire; les bureaux de placement de Paris devraient munir les nourrices d'un biberon sans tube, au moment de leur départ de Paris; cette dernière mesure permettrait de diminuer encore la mortalité des enfants du premier âge et de sauvegarder chaque année un nombre plus considérable d'enfants de Paris.

M. P. Fleury fournit des renseignements sur les résultats obtenus dans plusieurs départements par la loi Roussel. Il est malheureusement vrai que la loi n'est pas rigoureusement appliquée dans près de la moitié des départements; néanmoins elle lui paraît bonne et il ne verrait à y apporter qu'une légère modification : A l'article 8 de la loi Roussel il pense que l'on pourrait ajouter un amendement autorisant une nourrice à se placer, lors même que son nourrisson n'aurait que quinze jours, et cela sans imposer l'obligation pour cette nourrice de faire élever son enfant au sein. Il pense également que le médecin inspecteur doit être forcé de soigner gratuitement les nourrissons pauvres, et que, pour cela, il faut le payer; enfin, il est d'avis qu'il faudrait rétablir le bureau de nourrices.

M. le docteur Morisset insiste sur les avantages que le lait de chèvre présente pour l'alimentation des jeunes enfants.

M. le docteur Pamard estime qu'il faut élargir l'action de la loi Roussel et que, pour cela, il faut donner à l'élément médical la prééminence. Le comité départemental manque de force, et il est nécessaire de lui communiquer tous les documents ayant trait au service; il faut le laisser discuter librement, et même lui permettre d'établir le budget de la protection; il est bien entendu qu'il le soumettra ensuite au Conseil général. Au point de vue du recrutement, il faut, en exceptant les membres de droit, donner au comité le droit de présentation pour les quatre autres membres; il faudrait aussi surveiller le recrutement des commissions locales, et augmenter leur initiative. Il semble utile d'autoriser les médecins à convoquer une fois par mois les nourrices et les nourrissons à la mairie. Les juges de paix sont absolument inutiles pour l'application de la loi. L'inspecteur départemental doit être laissé dans le rôle que lui a donné la loi Roussel; il y aurait lieu d'exiger qu'il soit docteur. Enfin on pourrait autoriser le comité départemental à réunir, quand il le jugera à propos et au moins une fois par an, les médecins inspecteurs.

M. P. Fleury objecte que les comités départementaux ne font rien dans beaucoup de départements, et c'est à peine si, au moment de la réunion, on se trouve en nombre. En outre, il serait fâcheux de convoquer les nourrices; celles-ci, en effet, prévenues à l'avance, pourront soigner l'enfant ce jour-là et même lui en substituer un autre.

Si les comités départementaux ne se réunissent pas, réplique M. le docteur Pamard, c'est qu'ils ont constaté que leur rôle est tout à fait platonique. Le fait qu'une nourrice a pu substituer un autre enfant à la place de son nourrisson ne prouve pas qu'il ne sera pas facile de s'en apercevoir, et le fait que les nourrices seront convoquées pourra créer une certaine émulation.

Pour M. le docteur Félix, si l'on veut diminuer la mortalité des enfants assistés, il y a trois conditions à remplir : 1° les placer dans des communes pas trop éloignées des centres, la surveillance pouvant s'exercer plus facilement; 2° mieux payer les nourrices : en Roumanie, l'augmentation du prix a amené la diminution de la mortalité; 3° enfin il faut abolir l'usage du biberon. Une condition également nécessaire est d'avoir affaire à une population instruite.

La Section condamne à son tour le biberon à long tube; elle est d'avis, sur la proposition de M. le docteur Ledé, de faire à l'enfant de la nourrice application de la loi, et elle donne au secrétariat le soin d'examiner dans quel sens, d'après les débats, il y a lieu de résumer les desiderata exprimés à l'égard du fonctionnement de la loi Roussel.

M. le docteur Jablonski présente un mémoire sur les *mesures prophylactiques à prendre dans les lycées et établissements scolaires contre la tuberculose, la suette miliaire et la roséole.* Comme conclusions, M. Jablonski demande que : 1° les élèves des établissements d'instruction atteints de suette miliaire ou de roséole soient isolés de leurs camarades; 2° la durée de l'isolement sera de quarante jours pour la suette, et de vingt-cinq jours pour la roséole; 3° les élèves atteints ou suspects de tuberculose seront renvoyés dans leur famille; ils ne pourront être admis de nouveau dans aucun établissement scolaire s'ils n'ont été préalablement soumis à l'inspection d'un médecin délégué, qui s'assurera par l'auscultation, la percussion, la mensuration du thorax et les autres procédés de diagnostic, qu'il ne présente aucun signe ancien ou récent de la maladie.

M. le docteur Jenot fait observer qu'il arrive souvent que lorsqu'une école est licenciée, les enfants, pouvant aller partout, vont visiter les malades et sont, par conséquent, plus exposés à prendre la maladie.

M. le docteur Sevestre estime qu'il est bon de ranger la suette parmi les maladies qui nécessitent des mesures prophylactiques. Quant à la roséole, c'est une maladie si légère, et qui n'est souvent qu'un prétexte à congé, qu'isoler des enfants pendant vingt-cinq jours lui paraît exagéré.

M. le docteur Jenot. On peut avoir quelquefois affaire à un début de rougeole sous l'apparence d'une roséole; dans ce cas, le défaut d'isolement serait dangereux.

M. le docteur Duvernet ajoute que l'Académie de médecine, lorsqu'elle a indiqué le temps d'isolement nécessaire pour les sujets atteints de maladies transmissibles, n'a pas placé la suette parmi ces maladies.

M. le docteur Bergeron répond qu'il y a eu là un oubli qui doit être réparé; quant à la question de savoir si le licenciement général d'une école vaut mieux que de ne pas fermer cette école, il n'est pas en mesure de se prononcer, faute de faits probants. Peut-être vaudrait-il mieux s'en tenir à l'exclusion de l'enfant atteint, en soumettant tous les enfants de l'école à l'examen minutieux de l'instituteur et surtout du médecin.

MM. les docteurs du Moulin, Drysdale, Mangenot et Landouzy expriment leur opinion sur la bénignité de la suette et surtout de la roséole.

L'assemblée émet le vœu que la suette rentre dans le cadre des maladies qui demandent à l'école des mesures prophylactiques; il n'y a pas lieu d'y placer la roséole.

MM. les docteurs Félix, Duvernet, Drysdale, Sevestre, E.-R. Perrin, Mangenot, Laurent, Dubrisay et Landouzy prennent part à une discussion sur la tuberculose et la nocuité des crachats des tuberculeux. Sur la proposition de M. le docteur Layet, la Section adopte la rédaction suivante :

« Les enfants atteints de tuberculose pulmonaire confirmée pourront nécessiter des mesures prophylactiques après avis du médecin autorisé. »

M. le docteur Sevestre fait une communication *sur quelques points relatifs à la prophylaxie des maladies contagieuses dans les écoles et les lycées.* Il insiste tout particulièrement sur la rougeole, dont l'importance lui paraît surtout grande dans ces milieux. La quarantaine de vingt-cinq jours exigée pour les enfants qui ont eu cette affection pourrait, sans inconvénient, être réduite à quinze jours; les enfants douteux, doivent être isolés, pendant une période de cinq à six jours; les enfants suspects doivent être surveillés de près pendant une dizaine de jours au moins et, à partir du moment où ils présentent le plus léger symptôme, rangés dans la classe des douteux et être isolés.

Pour les autres maladies contagieuses, il n'y a pas lieu de modifier la durée de la quarantaine, mais il y a lieu de faire également des catégories de douteux et de suspects. Cependant, pour certaines d'entre elles et, par exemple, pour la scarlatine, la chose est d'importance beaucoup moindre, car le début est en général beaucoup plus net, beaucoup plus franc, et le diagnostic plus rapidement établi. M. Sevestre a eu surtout en vue les collèges et les lycées, dans lesquels la réglementation est facile, la surveillance mieux faite et plus efficace, mais dans les écoles, et plus particulièrement à la campagne, on pourra se trouver fort gêné; il n'en est pas moins indiqué de tenter l'expérience, et, en instruisant les maîtres des phénomènes sur lesquels leur attention doit être éveillée, on arrivera, dans un certain nombre de cas, au résultat désiré.

M. le docteur Mangenot croit, comme M. Sevestre, qu'il ne faut pas isoler trop longtemps les enfants atteints de rougeole. M. le docteur Jenot pense qu'il faut résolument isoler les premiers cas, mais M. Mangenot estime qu'il ne faut pas laisser trop de latitude à l'instituteur; il est bon de l'instruire des premiers symptômes des maladies transmissibles, comme le fait observer M. le docteur Mathias Roth, mais il faut surtout lui dire de faire appeler tout de suite le médecin dès qu'un enfant est indisposé; sinon il voudra faire preuve de science et laissera à la maladie le temps de se confirmer avant d'avoir appliqué les mesures prophylactiques. A Bordeaux, apprend M. le docteur Layet, on isole les atteints et les suspects, et, comme ce sont les plus jeunes enfants qui sont les plus exposés à la contagion, si l'épidémie menace de s'étendre dans le groupement scolaire, on licencie la petite classe, et souvent l'épidémie s'arrête. De plus, on ne reçoit pas à l'école les frères et sœurs des malades; tout enfant suspect est examiné soigneusement chaque jour; les enfants non atteints de maladie coutagieuse sont soignés gratuitement.

Myopie scolaire dans le centre de la France. — M. le docteur Motais a fait une enquête à ce sujet sur 3,200 élèves de l'instruction secondaire et 3,480 élèves de l'enseignement primaire. La myopie scolaire est d'un tiers moins élevée en France qu'en Allemagne, mais elle atteint déjà des proportions inquiétantes. Dans les classes élevées de l'enseignement secondaire, il a trouvé une moyenne de 34 à 37 p. 100; dans certains collèges, cette proportion s'élevait jusqu'à 80 p. 100.

La myopie n'est que la conséquence d'une loi commune à tous nos organes; ceux-ci s'adaptent aux fonctions qu'ils remplissent habituellement. Toutes les causes qui forcent à regarder de près d'une manière prolongée sont donc des causes de myopie, et d'autant plus qu'elles exigent une vue plus rapprochée. Ces causes sont connues et les remèdes indiqués.

La prolongation exagérée des heures d'études et de classe est une des causes principales de la myopie. Aussi serait-il bon que l'Administration créât en France l'inspection ophthalmologique des écoles primaires, en l'étendant à l'enseignement secondaire et supérieur.

M. le docteur L. Hirtz appelle l'attention sur la *vaccination* des jeunes enfants, exposés, beaucoup plus que les adultes, à contracter des maladies contagieuses, et surtout la variole. Il a constaté que même des enfants vaccinés peuvent la prendre. On a proposé de revacciner les enfants tous les six ans; il croit qu'il faut les revacciner à des dates plus rapprochées, et il propose de pratiquer cette opération à l'âge de trois, six et neuf ans.

M. le docteur Layet se demande si les enfants dont il vient d'être question étaient bien vraiment vaccinés. On a souvent affaire à de fausses vaccines.

Il croit qu'il est bon de revacciner les enfants à l'âge de six ans, car à partir de cet âge, 60 p. 100 des enfants, d'après ses statistiques, sont revaccinables, et les 40 p. 100 restant le sont les années suivantes. C'est ainsi, grâce à l'extension donnée au service municipal de vaccine à Bordeaux, qu'on y est parvenu à empêcher presque complètement les épidémies de variole. Ceux des enfants qui sont très susceptibles de prendre la variole sont alors seulement exposés à la contracter sous l'influence d'un germe assez virulent pour ne rien produire chez l'adulte. En passant d'enfant à enfant, cette virulence s'exalte, et alors éclatent ces épidémies périodiques de variole qui déciment les grandes villes. Jamais il n'a vu de septicémie avec du vaccin de génisse frais; on a pu en constater rarement avec des conserves un peu anciennes. Sur 80,000 vaccinations, il n'a guère observé que quelques cas de réaction un peu vive.

M. le docteur Mangenot est surpris des chiffres rapportés par M. Hirtz; depuis sept ans, sur 1,000 enfants fréquentant les écoles maternelles dans sa circonscription, il n'a observé qu'un cas de variole.

M. le docteur Janssen expose l'organisation du service vaccinal de Bruxelles. Il y existe deux offices distincts : l'un, qui a été créé en 1874 en même temps que le bureau d'hygiène, dont il constitue une dépendance, vaccine chaque jour toutes les personnes qui s'y présentent au moyen de vaccin animal, fourni par l'État; ce même service est chargé de la vaccination des élèves des écoles communales officielles, qui, à partir de l'âge de dix ans, subissent la revaccination facultative, à laquelle tous se soumettent volontairement, avec le consentement préalable de leurs parents, lequel n'est jamais refusé.

Le vaccin est délivré par l'Office vaccinogène central, installé en 1882 à l'École de médecine vétérinaire par l'État, afin de produire et distribuer du vaccin. Il y a lieu de faire les remarques suivantes : 1° les animaux inoculés sont sacrifiés immédiatement après la récolte du vaccin et soumis à un examen nécropsique; si le sujet est reconnu malade, son vaccin est détruit; 2° la pulpe vaccinale jouit d'une activité bien supérieure à la lymphe, et le mélange de cette pulpe avec du glycérolé d'amidon, constitue la matière la plus efficace et la plus employée pour la vaccination des personnes; 3° pendant le mois de juin dernier, l'établissement a fourni assez de matière pour vacciner 40,000 personnes avec de la pulpe glycérolée; il y a eu 99 p. 100 de succès pour les vaccinations et 57 p. 100 environ pour les revaccinations; 4° les dépenses totales de l'Office s'élèvent de 16,000 à 20,000 francs en moyenne. Le Gouvernement italien a décrété l'an dernier l'établissement d'un office central vaccinogène à Rome, sur les mêmes bases que celui de l'État belge, qui lui a servi de modèle.

M. le docteur Delvaille s'occupe de l'*inspection médicale des écoles*, qui, bien qu'inscrite dans la loi du 26 octobre 1886, n'est pas effective; de plus, les conseils départementaux de l'instruction publique n'ont pas dans leur sein de médecin capable d'éclairer ce corps délibérant sur les questions d'hygiène scolaire. Il propose d'émettre les vœux suivants :

1° L'inspection médicale des écoles inscrite dans la loi du 26 octobre 1886 sera rendue effective; le médecin inspecteur sera nommé et rétribué par l'État; 2° en attendant que la loi décide qu'un médecin fera partie du Conseil départemental de l'instruction publique, les préfets devront, autant que possible, prendre parmi les conseillers généraux exerçant la médecine l'un des membres laissés au choix de l'administration préfectorale.

Ces propositions, mises aux voix, sont adoptées par la Section.

SECTION II.

HYGIÈNE URBAINE ET RURALE.

Chauffage et aération des habitations. — La maison qui abrite nos repos et nos occupations sédentaires, au cours des saisons et des intempéries, devient insalubre si l'on n'y entretient pas la quantité de calorique favorable à la constance de la température physiologique du corps et si l'on n'y renouvelle pas, à mesure que nous la salissons, l'atmosphère qui y est enfermée avec nous. Cette double opération, généralement appelée «chauffage et ventilation», et que MM. Émile Trélat et Somasco, rapporteurs de cette question, nomment «chauffage et aération», est d'autant plus urgente que les climats sont plus rigoureux et que les clôtures des maisons sont hermétiques. Elle est d'autant plus difficile à réaliser que l'espace occupé par les habitations est plus restreint et que les occupants sont plus nombreux.

Après un exposé complet des données de la question, les rapporteurs énoncent les conclusions suivantes :

L'hygiène commande de : 1° nous chauffer dans nos maisons par radiation murale; 2° y respirer toujours l'air le plus frais, puisé immédiatement dans l'atmosphère extérieure et introduit par les voies d'accès les plus nombreuses et les plus diverses; 3° aérer les murs dans leur profondeur.

Pour M. le docteur Richard, la base sur laquelle on a jusqu'ici calculé le cube d'air neuf nécessaire par homme et par heure et qui repose sur la viciation de l'air par la respiration ne saurait plus être admise; dans les locaux habités, la ventilation doit avant tout contribuer à priver l'atmosphère des germes pathogènes; cette ventilation anti-microbienne donne son effet maximum au moment où les habitants viennent de quitter le local et au moment où l'on fait le ménage; elle doit être intermittente et procéder à de véritables chasses d'air; une stricte propreté est l'auxiliaire indispensable de cette ventilation.

M. Ch. Herscher considère comme dangereuse l'idée de regarder le renouvellement constant de l'air d'un local habité comme devant être placé au second rang dans les préoccupations des hygiénistes. Il croyait que la cause de l'aération continue de locaux habités était définitivement gagnée, à en juger par les résultats qu'elle a partout produits.

M. le docteur Corfield est de l'avis de MM. Émile Trélat et Herscher. En Angleterre, cette question ne fait plus de doute. Il faut introduire 100 mètres cubes d'air neuf par homme et par heure; lorsque l'air d'une pièce contient plus de 2 dix-millièmes d'acide carbonique, on peut dire que cette pièce est mal ventilée.

Pour M. Émile Trélat, les chasses d'air que préconise M. Richard sont utiles; c'est un procédé de nettoiement qu'il recommande depuis longtemps, mais qui ne constitue qu'une opération complémentaire de l'aération.

M. le docteur Richard persiste à croire que l'air cause ses plus grands méfaits par infection et non par intoxication.

M. le docteur Guillemin n'est pas partisan de la porosité des parois; pour lui, l'idéal est une paroi à face interne imperméable, qu'on pourrait laver et désinfecter à volonté.

M. Faucher ne comprend pas bien comment se ferait l'oxydation de la matière organique dans les matériaux poreux, et la comparaison des surfaces des murs avec des champs d'épuration ne lui semble pas bien autorisée.

M. Émile Trélat fait observer qu'à Lille l'air est trop rempli de fumée voyageant dans un air humide, pour que les murs d'habitation n'y soient constamment couverts d'une espèce de boue atmosphérique qui transforme promptement les matériaux poreux, comme le sont les briques de la localité, en matériaux hermétiques. Dans ces conditions, toutes spéciales à ce milieu, il devient indispensable de revêtir les murs d'un badigeonnage à la chaux, renouvelable et souvent renouvelé, afin de permettre à cette boue atmosphérique peu adhérente de tomber sous l'action des vents et des pluies, d'empêcher l'accroissement des parasites sur les murs et de conserver ainsi leur porosité.

M. C. Tollet communique les résultats de ses expériences sur la quantité d'eau que peuvent absorber les matériaux de construction et sur le temps nécessaire à leur séchage naturel. Elles ont porté sur 60 échantillons des matériaux les plus usuels.

L'absorption maximum ou jusqu'à saturation ne se produit pas dans les mêmes délais ni avec la même progression; il y a même des différences très marquées jusque dans les matériaux similaires et de même catégorie.

La dessiccation naturelle est très lente pour la plupart des matériaux.

M. le docteur Droineau entretient le Congrès du *cube d'air à affecter à chaque lit dans les salles de malades*. — D'une enquête faite dans les différents services hospitaliers de Paris, il résulte que la quantité d'air allouée à chaque malade varie beaucoup suivant les établissements. Avant d'engager l'Administration à diminuer le nombre des lits dans les établissements déjà existants et avant d'indiquer aux architectes le minimum de cubage à accorder dans la construction des hôpitaux nouveaux, il serait bon que les hygiénistes se missent d'accord et adoptassent un chiffre pour servir de point de repère aux uns et aux autres. Le cubage de 40 mètres paraît suffisant, mais il croit que, dans les appréciations de ce genre, il faut tenir compte plutôt de la superficie que du cubage brut, toutes les couches dépassant 4 mètres ne servant pas aux malades. Il proposerait, dans l'appréciation du nombre des lits à établir dans une salle, de ne tenir compte que de la surface.

Il demande que dans les hôpitaux les salles aient pour chaque lit de malade un espace superficiel déterminé qui sera de 10 mètres carrés pour les salles de malades, de 8 mètres carrés pour les dortoirs d'enfants, les salles d'infirmes ou de vieillards. Ce chiffre devra être fourni à chaque lit, quelles que soient l'étendue de la salle et sa ventilation extérieure.

M. le docteur Rochard rappelle que la question d'assainissement des hôpitaux fut, il y a quelque vingt ans, discutée dans les diverses Sociétés savantes; on était alors sous le coup des révélations que venaient de faire les statistiques véritablement désastreuses des chirurgiens. A cette époque, on ne pouvait lutter que par l'hygiène ; on a peut-être exagéré. Aujourd'hui l'on possède d'autres armes ; l'antisepsie permet d'être moins sévère.

M. Rochard pense qu'aujourd'hui il n'est plus nécessaire de faire aussi grand ; il vaut mieux multiplier les lits. Il croit, pour ce qui concerne le cubage, qu'il serait regrettable d'établir une règle absolue pour toutes les catégories de malades

D'après M. Hudelo, il n'existe malheureusement aucun résultat d'expériences méthodiques faites pour déterminer ce qu'il y a réellement à faire pour ventiler un lit d'hôpital. Dans une salle ventilée artificiellement, il ne peut rien être déterminé d'une façon précise. Dans une salle où la ventilation artificielle n'existe pas, il y a évidemment intérêt à augmenter autant que possible l'espace disponible pour chaque lit, et ici M. Hudelo se sépare de M. le docteur Drouineau, qui lui paraît sacrifier un peu trop la hauteur de la pièce. Il arrivera toujours en effet que l'air de la partie supérieure viendra se mélanger avec celui de la partie inférieure et produira ainsi un minimum d'impureté d'autant plus bas que la hauteur sera plus grande ; donc, sans pousser à l'exagération quant à la hauteur, il paraît utile que cette hauteur ne soit pas non plus trop abaissée ; dans tous les cas, il est impossible d'indiquer pour les dimensions requises des valeurs déterminées.

MM. les docteurs du Mesnil et Journet présentent le rapport qu'ils ont été chargés de faire sur la question suivante :

Enlèvement et utilisation des détritus solides (fumiers, boues, gadoues, débris de cuisine, etc.), dans les villes et les campagnes.

Les auteurs du rapport examinent successivement les diverses phases que la disparition de ces détritus impose quotidiennement aux collectivités pour les besoins hygiéniques d'une ville, à savoir : leur collecte dans les habitations ; l'enlèvement sur la voie publique, comprenant le nettoiement de la voie elle-même, et enfin le transport à distance et la destruction ou l'utilisation des matières.

Les conclusions du rapport peuvent se résumer ainsi qu'il suit :

1° Il est bon que la collecte des ordures ménagères se fasse dans un récipient métallique tenu parfaitement propre et, si possible, désinfecté. Il est à remarquer que la désinfection ne se fera régulièrement que si elle est confiée aux agents de la ville, et que la dépense est assez considérable.

Au point de vue de l'hygiène de l'habitation, il est désirable que la boîte commune soit mise à la disposition des locataires dès le soir, dans un endroit bien aéré de la maison ; qu'elle soit munie d'un couvercle facile à enlever, ou mieux, placée, sous un chapeau fixé au mur, à hauteur exacte, pour qu'il fasse couvercle ; la boîte venant se placer dessous serait munie de roulettes.

2° L'enlèvement des ordures se fait dans les meilleures conditions lorsque l'Administration s'en charge, par elle-même, soit par l'intermédiaire d'entrepreneurs. Mais si l'enlèvement est fait en régie, on est presque inévitablement conduit, pour utiliser le mieux possible un matériel important, à le faire durer tout le jour. L'emploi d'entrepreneurs permet de mener l'enlèvement le plus rapidement possible, ceux-ci trouvant toujours, soit comme cultivateurs, soit comme industriels, l'emploi de leurs véhicules et de leurs chevaux pendant le reste de la journée.

Les rapporteurs n'hésitent pas à réclamer, au point de vue de l'hygiène et du confort, l'enlèvement journalier et matinal, aussi rapide que possible, à des heures devant précéder toujours la période active de la circulation dans les rues.

Comme accessoires, il y a lieu de recommander le balayage par la ville, soit au balai, soit à la machine, avec léger arrosement préalable pour éviter les poussières, et l'arrosement fréquent de la voie publique. Les véhicules employés dépendent beaucoup du mode d'enlèvement, et il est difficile de proscrire les voitures des champs, souvent à roues élevées. Il est cependant très désirable d'adopter l'emploi des chariots bas, avec lesquels on éviterait les accidents fréquents, entraînant parfois mort d'homme, dont sont victimes les ouvriers placés sur le sommet des voitures élevées. Le type du chariot basculant faciliterait aussi l'opération du transbordement. Ils doivent et peuvent être tenus absolument propres, lavés chaque jour et repeints au moins deux fois par an.

3° En ce qui concerne la valeur, la possibilité d'utilisation et la destruction des ordures, le rapport présente les conclusions suivantes :

Les ordures ménagères, même celles qui sont absolument privées de matières excrémentitielles, sont un engrais riche, comparable au fumier de ferme bien qu'ayant moins de valeur marchande; il est très désirable de les utiliser autant que possible; cependant le prix de vente représente difficilement un bénéfice raisonnable.

Les ordures ménagères ne devant pas être mélangées aux excréments, la question ne comporte pas l'étude des usines à poudrette,

L'emploi par l'agriculture est le système qui doit prévaloir et qu'il est nécessaire de faciliter le plus possible. Dans le cas où ce moyen fait défaut, il y a lieu de recourir à la transformation.

Il existe plusieurs systèmes de destructeurs installés dans de bonnes conditions et ne donnant lieu à aucun inconvénient sérieux; mais le prix de la destruction est encore considérable, puisqu'il peut être évalué à 1 franc par tonne dans les pays où les matières renferment beaucoup de combustibles; c'est donc probablement un chiffre minimum.

M. le docteur Mauriac donne des renseignements sur le service du nettoiement à Bordeaux, où il est fait dans de bonnes conditions; mais celles-ci seront encore meilleures lorsque la ville vendra directement tous les détritus, tous les produits du balayage et du chiffonnage effectués en régie.

M. de Montricher indique comment sont utilisés les détritus à Marseille par la Société d'assainissement des Bouches-du-Rhône. Chaque soir, ils sont emportés par le chemin de fer dans les plaines de la Crau, avec de grandes précautions au point de vue de la salubrité. On espère ainsi, d'après les résultats déjà obtenus, transformer dans l'espace de quinze ans en terres fertiles ces vastes plaines, aujourd'hui encore complètement désertes.

M. le docteur Mauriac, fait observer M. le docteur du Mesnil, rapporteur, semble ne pas attacher une très grande importance à la collecte des ordures. C'est là cependant une opération capitale pour l'hygiène de la maison. Pour ce qui est du chiffonnage, cette question a soulevé à Paris, il y a quelques années, de véritables tempêtes. M. le docteur du Mesnil s'en est occupé, et il n'a pas cru devoir proposer la suppression de cette industrie. Chose qui pourrait paraître bizarre, la profession de chiffonnier n'est pas insalubre; les chiffonniers se tiennent proprement et on les voit rarement à l'hôpital. Enfin, il ne faut penser à l'incinération des gadoues qu'en dernière analyse, parce qu'il y aurait là une perte considérable, en même temps qu'un surcroît de dépenses. Il y a une réserve à faire pour les linges à pansement et les objets qui proviennent des services hospitaliers, fait remarquer M. le docteur Lallier.

Pour M. Buret, l'emploi agricole est la meilleure utilisation; mais il est des saisons où il est nécessaire de faire des accumulations, et alors ces accumulations peuvent avoir des inconvénients. A Lyon, pendant la période de non-utilisation, on les brûle.

M. le docteur Vignard demande quel rôle jouent les gadoues dans la propagation des épidémies.

M. le docteur Crimail croit avoir observé des épidémies de variole et de diphtérie, occasionnées par des accumulations de détritus de Paris.

M. le docteur Le Roy des Barres n'a jamais observé de faits pareils dans la banlieue parisienne, où les dépôts sont nombreux.

M. Pomel fait observer qu'autrefois les gadoues d'Alger étaient déversées sur un vaste terrain appartenant à l'administration militaire; on a retiré l'autorisation, sous prétexte que ce dépôt avait amené le développement d'épidémies typhiques.

M. le docteur du Mesnil ajoute que les dépôts de gadoues ont souvent provoqué des enquêtes; on leur a reproché d'exhaler des odeurs nauséabondes, mais dans aucun cas on ne les a incriminés à propos du développement d'épidémies. Il ne faut pas trop se hâter de conclure d'une simple coïncidence à un rapport de cause à effet, surtout quand il s'agit de diphtérie qui, comme chacun le sait, tend à devenir partout endémique.

M. Adolphe Smith insiste sur la nécessité de ne confier ce service qu'à des administrations publiques. En Angleterre on a eu le tort d'en charger des entreprises privées qui accumulent les matières en fermentation suivant la fluctuation des marchés et ne craignent pas d'aider ainsi à ces fluctuations, dans un intérêt purement commercial et au grand détriment de la santé publique.

Après un échange d'observations entre plusieurs autres membres, les conclusions du rapport sont adoptées par la Section, sans modifications.

M. G. Jourdan donne lecture d'un mémoire sur l'*assainissement des habitations et des voies privées de la ville de Paris*. Il rappelle, d'abord, ce que la ville de Paris a fait pour la salubrité; après avoir signalé divers règlements concernant les maisons à construire et les maisons existantes, montré combien de quartiers ont été assainis depuis peu d'années, il indique l'importance des travaux accomplis par la commission des logements insalubres, malgré une législation et une organisation administrative défectueuses.

Quant à l'assainissement des voies privées, qui appartiennent à des particuliers et souvent constituent des foyers permanents d'insalubrité, l'Administration est désarmée par la législation existante. D'après M. Jourdan, il y aurait lieu de les assimiler aux voies publiques, afin de pouvoir leur imposer le mode d'établissement et d'entretien qui est en usage pour les secondes. Si elles sont destinées à la circulation générale, les prescriptions réglementaires seraient applicables *ipso facto*.

Les travaux nécessaires seraient exécutés par les propriétaires et à leurs frais, ou, en cas d'inexécution, d'office par l'Administration; l'entretien de ces voies serait également effectué par les soins des propriétaires, mais le balayage serait assumé par la ville. Quant aux voies privées qui ne servent d'accès qu'à une seule propriété, l'Administration n'appliquerait les dispositions précitées que lorsqu'elle l'aurait reconnu nécessaire. La dépense qui résultera de l'application de ces mesures d'assainissement est évaluée à 18 millions et demi de francs.

Ces propositions sont adoptées par la Section.

La question des *logements insalubres* donne lieu, d'autre part, à une discussion approfondie. Tout d'abord, M. Hudelo lit, au nom d'une délégation de la commission des logements insalubres de la ville de Paris, un rapport sur la revision de la loi du 13 avril 1850. Cette loi est notoirement défectueuse; on a déjà fait un certain nombre de tentatives pour la modifier; mais ces tentatives ont jusqu'ici échoué. Il émet le vœu que toutes les communes soient dans l'obligation de nommer des commissions des logements insalubres, que les prescriptions de ces commissions soient rapidement rendues exécutoires et débarrassées de toutes les entraves apportées par les lenteurs de la procédure actuelle. C'est dans ce sens que la commission des logements insalubres de la ville de Paris a rédigé un projet qu'elle demande au Congrès d'adopter.

Dans un important mémoire, M. G. Jourdan est d'avis que la réforme de la loi de 1850 s'impose; mais il ne comprend pas cette réforme de la même façon que M. Hudelo. Il pense qu'il faut détacher le service des logements insalubres de l'administration municipale et le rattacher à l'administration centrale. Il faut créer pour les logements insalubres quelque chose d'analogue à la police des constructions, des agents spéciaux, rétribués par l'État, comme les agents voyers, par exemple.

Cette proposition est vivement combattue par MM. Allard et Decron, qui redoutent que de tels agents n'aient pas la compétence suffisante et n'offrent pas les mêmes garanties d'impartialité qu'une commission. Tel est aussi l'avis de M. le docteur Mauriac, qui demande la conservation des commissions des logements insalubres, tout en étant d'avis que l'on charge l'autorité de faire exécuter leurs décisions.

D'autres membres, tels que MM. le docteur E.-R. Perrin, Pacchiotti, pensent que ce service sera forcément modifié le jour où une administration sanitaire générale sera vraiment organisée en France. MM. les docteurs Desguins et Janssens indiquent ce qu'est ce service en Belgique.

M. le docteur Dargelos demande qu'en cas de travaux d'ensemble pour l'assainissement, la commune puisse acquérir les locaux dangereux et les propriétés comprises dans le périmètre des travaux qui seront expropriés pour cause de salubrité publique.

M. le docteur Becon voudrait que les commissions des logements insalubres s'occupassent aussi de la sécurité des immeubles et qu'on pût faire plus facilement interdire à titre d'habitation les logements reconnus insalubres.

. Le projet de M. Hudelo est voté par la grande majorité des membres présents; on adopte ensuite un vœu de M. le docteur du Mesnil demandant que le cubage d'air minimum exigé dans les logements soit porté de 14 mètres cubes à 18 mètres cubes, sans préjudice, bien entendu, des conditions d'aération, et que des règlements administratifs interviennent pour prévenir l'encombrement des logements.

M. le docteur Mauriac fait une communication sur les *logements insalubres à Bordeaux et l'emploi des vidangeuses automatiques*. La commission des logements insalubres de cette ville fonctionne avec une grande activité. A ce sujet, l'auteur passe en revue les principales causes d'insalubrité des maisons de Bordeaux; la mortalité annuelle moyenne n'est que de 23 décès par 1,000 habitants. Cette faible léthalité est due à la grande étendue de la ville, à ses grandes rues, à son grand fleuve et au voisinage de la mer, qui produisent un puissant appel d'air dans les rues; de plus, Bordeaux a une excellente eau potable; le service de l'enlèvement des détritus de ménage et immondices y est généralement fait d'une façon satisfaisante. Si l'on pouvait parvenir à faire disparaître les causes d'insalubrité intérieure de l'habitation, cette ville deviendrait exceptionnellement salubre.

Malheureusement le tout-à-l'égout y est impossible. C'est pourquoi M. Mauriac propose de généraliser à Bordeaux le système des vidanges automatiques, en les modifiant légèrement. Voilà six ans que des appareils de ce genre fonctionnent sans inconvénient à l'hôpital et dans des écoles très fréquentées. Ces appareils permettront d'obtenir l'assainissement de la maison par la suppression absolue de toute espèce de danger. Il faut, toutefois, obtenir l'étanchéité absolue et permanente des fosses et de leurs tuyaux d'évacuation; pour cela il suffirait de les construire en métal, de les placer sur des supports en maçonnerie et enfin de les isoler de toutes parts, de manière à pouvoir facilement contrôler leur étanchéité.

M. de Montricher rappelle les accidents observés à Marseille pour les vidanges de ces appareils; M. Ch. Herscher ne voit pas la nécessité d'installer un cloaque dans la partie inférieure des maisons; M. le docteur Layet fait des réserves sur leur généralisation à Bordeaux, et M. le docteur Richard, considérant qu'elles constituent un mécanisme inutile et peut-être dangereux, demande que la Section, vu l'heure avancée, enregistre les protestations faites contre l'usage de ces appareils et passe à l'ordre du jour : ce que la Section adopte à une très grande majorité.

M. le docteur Henrot décrit les *travaux d'assainissement* entrepris depuis quelques années à *Reims*. Il examine successivement, en les rattachant à la création du bureau d'hygiène, les améliorations de la voirie, les travaux du service des eaux et l'épuration de la Vesle par l'installation d'un champ d'irrigation de près de 500 hectares.

M. Worth rend compte d'*essais de traitement des eaux d'égout et des eaux-vannes par l'électrolyse*.

M. Deligny insiste sur l'*abonnement obligatoire aux eaux communales*. Il émet le vœu que des dispositions légales autorisent toute commune, sur avis conforme des commissions d'hygiène, à rendre obligatoire l'abonnement aux eaux municipales dans toute maison habitée, à déterminer le minimum de l'abonnement suivant les ressources d'eau disponible et à fixer le prix de l'abonnement.

M. le docteur E.-R. Perrin croit que, dans l'état actuel de la législation et de nos habitudes, il ne faudrait viser en ce moment que les habitations mises en location.

M. Buisset et M. le docteur du Mesnil n'admettent pas cette division. Le propriétaire n'habite presque jamais seul dans sa maison et, d'autre part, si son habitation est insalubre, elle devient une cause de danger pour le voisinage.

La Section approuve le vœu déposé par M. Deligny.

M. Widal demande que toutes les communes soient tenues d'avoir une amenée d'eau.

M. Wilmotte expose qu'en Belgique le Gouvernement est parvenu à obtenir que les communes soient pourvues d'eau potable, en leur accordant des subventions proportionnelles.

M. le docteur Michel rappelle que c'est en 1855 qu'il découvrit le premier, à propos d'une épidémie de fièvre typhoïde à Chaumont (Haute-Marne), que des matières organiques mélangées aux eaux potables étaient susceptibles de donner lieu à des accidents épidémiques et contagieux, tels que la fièvre typhoïde.

M. Albert Lévy expose que, depuis 1873, il pratique chaque jour, à l'Observatoire de Montsouris et d'une manière régulière, l'analyse de l'air atmosphérique et des eaux météoriques, en dosant, surtout pour le premier, à l'analyse, l'ozone, l'acide carbonique et l'ammoniaque; pour les secondes, l'azote qu'elles renferment. Plus tard, on y a joint l'étude des eaux potables, de source et de rivière, et l'étude des eaux d'égout avant et après la sortie des terrains d'épandage. Il y a intérêt à généraliser les études de ce genre, à les multiplier dans le plus grand nombre d'agglomérations possible et à instituer les analyses de l'air et des eaux sur des bases uniformes.

M. le docteur Pacchiotti lit une *Note sur les avantages du système du tout-à-l'égout avec épandage des eaux d'égout, et les graves inconvénients du système de la double canalisation avec séparation des eaux de pluie (separate system)*. Après avoir passé en revue toutes les installations faites de ces systèmes dans diverses villes jusqu'à ce jour et indiqué leurs résultats, il critique le projet de *separate system* actuellement proposé à Turin. Il propose des conclusions qui, après une discussion à laquelle prennent part MM. Burelle, Émile Trélat, Bechmann, le docteur Layet, le docteur Crocq, etc., sont approuvées par la Section dans la forme ci-après :

1° *Toutes les villes qui veulent entreprendre leur assainissement, si elles ont assez d'eau et une pente convenable pour entretenir la libre circulation et empêcher toute stagnation des immondices et des eaux, doivent adopter le système du tout-à-l'égout, qui se rapproche, plus que tous les autres systèmes connus, de la perfection.*

2° *Toutes les villes qui ont adopté le tout-à-l'égout, si elles possèdent plus ou moins près d'elles des terrains perméables et propres à l'épandage des eaux d'égout, doivent en profiter pour favoriser l'agriculture, pour servir à l'épuration des eaux d'égout et empêcher la pollution des cours d'eau, fleuves et torrents avoisinants.*

3° *Le système de la double canalisation avec séparation des eaux de pluie, qui sont chassées dans les cours d'eau environnant les villes, est compliqué, inefficace, coûteux et d'un entretien difficile. Il doit être condamné toutes les fois que des circonstances particulières n'en recommandent pas exceptionnellement l'adoption.*

Une proposition additionnelle d'élever, à Gennevilliers, un monument à la mémoire d'Alfred Durand-Claye, proposition présentée par M. le docteur Pacchiotti, est adoptée par la Section.

M. le docteur Deshayes fait connaître l'organisation récente et le mode de fonctionnement de la *Société rouennaise des maisons à bon marché*. Cette œuvre, essentiellement philanthropique, permet de ménager l'épargne et de rendre la propriété accessible aux ouvriers.

M. le docteur Schneider lit un mémoire sur les récents *progrès de l'hygiène dans l'armée*. A l'égard de la tuberculose, la circulaire ministérielle recommande une sévérité très grande dans le choix des conscrits et prescrit le renvoi immédiat de tout soldat suspect; de plus, les soins de propreté, l'aération, la destruction des poussières, l'éloignement des crachats sont destinés à diminuer le nombre de tuberculoses accusées au régiment. Ces efforts ont été déjà couronnés de succès.

La fièvre typhoïde est influencée par trois facteurs principaux dans le milieu militaire : l'eau, les latrines, l'infection des bâtiments et des objets. Une véritable campagne est menée actuellement par le service de santé pour arriver à diminuer l'influence de ces causes.

La variole, d'autre part, n'existe presque plus dans l'armée, grâce aux vaccinations et aux revaccinations.

D'autres améliorations ont été enfin apportées dans l'hygiène des troupes, telles que des lessiveuses dans les infirmeries régimentaires, l'imperméabilisation des planchers, des appareils pour l'aération permanente des chambres, la meilleure répartition des locaux dans les casernes, la création d'infirmeries isolées, des services de bains et de douches dans tous les corps de troupes, l'installation des réfectoires, etc.

Sur la proposition de M. le docteur du Mesnil, la Section adresse à M. de Freycinet, Ministre de la guerre, ses remerciements pour les mesures qu'il a prises dans le but d'améliorer l'état sanitaire de l'armée.

M. le docteur Merry-Delabost décrit l'installation de *bains-douches de propreté* qu'il est parvenu à faire établir dans la prison de Rouen. Les détenus sont placés dans une série de compartiments disposés au fond d'une pièce; l'eau chaude est dirigée sur chacun d'eux par une pomme d'arrosoir; une pièce voisine sert de vestiaire. Il émet le vœu que les administrations publiques, les municipalités, les chefs des grands établissements industriels, etc., provoquent, dans les centres et ateliers sous leur dépendance, l'installation du système des bains-douches de propreté qui, par sa quadruple économie de place, de temps, d'eau et de combustible, rend ces pratiques facilement applicables, même à des grandes agglomérations. Ce vœu est adopté par la Section.

M. Wilmotte demande que la loi impose aux villes et à chaque commune importante l'organisation d'un bureau d'hygiène avec laboratoire. Il énumère les attributions qu'aurait ce service. Cette proposition est adoptée par la Section.

M. le docteur Le Roy des Barres fait approuver par la Section le vœu que l'Administration veille à l'application dans toute leur rigueur des règlements de police sanitaire concernant la rage.

SECTION III.

BACTÉRIOLOGIE APPLIQUÉE À L'HYGIÈNE, ÉPIDÉMIOLOGIE.

Action du sol sur les germes pathogènes. — MM. les docteurs Grancher et Richard ont préparé sur cette question un important rapport dont voici le résumé sommaire :

Les germes pathogènes déposés sur le sol sont surtout cantonnés dans les couches les plus superficielles; à la faible profondeur de 0 m. 50 à 1 mètre, on n'en trouve plus que très peu. Ils se multiplient difficilement dans le sol, mais peuvent s'y conserver longtemps à l'état de spores. Les germes pathogènes du sol sont détruits par la concurrence des saprophytes; ceux de la surface le sont surtout par l'action de la lumière solaire; celle-ci doit être considérée comme un puissant agent d'assainissement. La culture intensive, qui ramène successivement à la surface les germes de la profondeur, est le meilleur procédé pour détruire les germes pathogènes du sol. Les bouleversements de terrains mettent en circulation une grande quantité de germes pathogènes. Une couche continue de 2 à 3 mètres de terre suffit, en général, pour protéger la nappe souterraine contre l'apport de germes pathogènes.

M. le docteur Vallin est frappé de l'antagonisme qui semble exister entre ce qui se voit dans la pratique journalière et les résultats de l'expérimentation pour le tétanos et la septicémie. On dit aussi dans le rapport que les germes disparaissent par l'action de la chaleur et de la lumière; comment se fait-il, dès lors, que, en inoculant le sol des couches superficielles qui est en rapport avec ces agents, on produise la septicémie et le tétanos?

M. le docteur Richard ne croit pas que la différence signalée par M. Vallin entre la clinique et le laboratoire soit suffisante pour faire douter de ce que montre l'expérimentation sur la présence du bacille du tétanos à la surface du sol. Il ne suffit pas qu'il y ait contact entre ce sol souillé et le corps humain, il faut encore que l'inoculation puisse se faire.

M. le docteur Cornil ajoute qu'il n'est pas rare d'observer de la septicémie gangréneuse dans des cas de fractures communitives avec pénétration de terre; mais les expériences ne peuvent se faire sur l'homme comme dans le laboratoire. Ici l'on a soin de mettre la terre dans le tissu sous-cutané, riche en lymphatiques; normalement, l'animal serait protégé par ses poils, qui empêcheraient le contact de la terre.

M. le docteur Odo Bujwid a inoculé deux lapins dans le péritoine avec des crachats très riches en bacilles tuberculeux et provenant d'un phtisique, mort quelques jours après. Un de ces lapins a été sacrifié et l'autopsie a montré qu'il était très nettement tuberculeux; l'autre lapin, au contraire, conserve les apparences de la santé, bien qu'il soit évidemment tuberculeux (l'inoculation remonte à dix mois). Pourquoi cette différence? Ce sont là des bizarreries que nous ne pouvons que constater, sans pouvoir toujours les expliquer.

M. le docteur Crocq ne pense pas que nous soyons aussi fixés que les rapporteurs veulent bien le dire sur l'étiologie du tétanos; il ne croit pas, quant à lui, à une étiologie unique; il ne croit pas à la nécessité d'une plaie antérieure.

M. Nocard n'a pas la prétention, plus que les rapporteurs, de pouvoir expliquer les faits qui restent obscurs dans cette question; la clinique et l'expérimentatiou sont pleines de contradictions qui sont beaucoup plus apparentes que réelles. C'est ainsi que le cheval, qui prend si aisément la septicémie gangréneuse, résiste absolument aux inoculations sous-épidermiques, sans doute à cause du caractère anaérobie du vibrion; déposé dans l'épaisseur du derme, celui-ci ne peut s'y développer, en raison du réseau capillaire où circule un sang saturé d'oxygène; au contraire, il pullule abondamment dans les mailles du tissu conjonctif, dont la sérosité est très pauvre en oxygène. De même pour le tétanos, les cas négatifs ne signifient rien; ce qui a véritablement de la valeur, ce sont les faits positifs, et nous savons qu'actuellement on tétanise à volonté par inoculation dans le tissu conjonctif. Certes, bien des points sont encore obscurs, mais n'en est-il pas de même pour les microbes les mieux connus, pour la bactéridie charbonneuse, par exemple? Comment, en effet, expliquer le nombre considérable de morts qui frappent les troupeaux après les grands orages? Et pourtant on a mis dix ans à faire l'histoire de la bactéridie charbonneuse!

Pour M. le docteur Le Roy des Barres, les cas de tétanos dit *spontané* peuvent être aujourd'hui expliqués tout autrement; il en cite deux, dans lesquels un examen très attentif a permis de découvrir la part d'action du contage.

M. le docteur Drysdale se demande si certaines substances toxiques solubles dans la terre ne pourraient pas être aussi la cause du tétanos.

M. le docteur Angel Gavino fait observer que dans les lieux chauds, bas et humides, comme les côtes du Mexique, il suffit d'une blessure des plus légères, d'une simple écorchure, pour produire le tétanos.

M. le docteur Cornil ajoute que bien des inconnues existent encore dans l'histoire du tétanos. Le bacille de Nicolaïer paraît bien en être le microbe, et cependant, cultivé à l'état de pureté et inoculé, il ne donne pas toujours lieu au tétanos. Tout ce que nous savons, c'est que la terre est le point de départ le plus commun du tétanos, mais son étiologie est encore obscure sur bien des points.

M. le docteur Chantemesse fait remarquer qu'un des faits qui frappent le plus dans l'histoire du tétanos, c'est sa brusque apparition et sa disparition en un lieu limité. Il a eu l'occasion d'observer deux de ces sortes d'épidémies de tétanos dit *chirurgical*. Il a pris de la poussière entre les fentes du parquet et l'a examinée au point de vue bactériologique avec M. le docteur Widal : elle était très virulente. Avec des cultures du microbe isolé dans le vide ou au contact de l'air, ils ont tenté des inoculations chez plusieurs espèces animales et ils en ont tiré les conclusions suivantes : 1° le microbe de Nicolaïer n'est pas l'agent pathogène du tétanos ; 2° le microbe de Nicolaïer ne peut pas produire le tétanos à lui seul : il a besoin d'un terrain préparé par la vie d'autres microbes ; peut-être même le tétanos n'est-il que la résultante de la virulence de plusieurs micro-organismes. En faveur de cette idée, on peut invoquer l'observation que les plaies des tétaniques présentent toujours plusieurs microbes, parmi lesquels celui de Nicolaïer. MM. Chantemesse et Widal ont tenté d'inoculer, en même temps que le bâtonnet en baguette de tambour, des cultures d'autres microbes, notamment du microcoque qu'on trouve en si grande abondance dans les plaies des cobayes rendus tétaniques par l'insertion sous-cutanée de la terre des rues ; les résultats ont été négatifs. Il en a été de même lorsqu'ils ont fait précéder l'inoculation du microbe de Nicolaïer soit d'une contusion des tissus, soit d'une injection d'acide lactique, soit d'un caustique comme l'iodure de potassium en injection sous-cutanée ; 3° on peut soulever une troisième hypothèse : par la culture dans les milieux artificiels ou par les manœuvres que nécessite l'isolement du germe à l'air libre ou dans le vide, la virulence du bacille de Nicolaïer a disparu ; ce microbe a conservé sa faculté de germination, mais il a perdu sa fonction virulente ; il ne fait plus ou fait en trop petite quantité le poison tétanisant qui donne les symptômes de la maladie. Cette hypothèse de la perte rapide de la virulence s'accorderait assez bien avec ce que l'on sait du défaut d'épidémies véritables de tétanos, de l'impossibilité de transmettre en séries pendant longtemps cette affection. Elle a pour elle l'expérience suivante, plus probante encore : la terre prise dans les rainures du parquet, dans les expériences rappelées plus haut, et qui possédait une virulence tétanique si grande, devenait totalement inoffensive quand elle était triturée et exposée pendant trois jours sous une cloche à la température et à la lumière diffuse du laboratoire.

M. le docteur Larger rappelle que c'est en 1885, à la Société de chirurgie, qu'il montra, par la seule observation clinique, que le tétanos est une maladie endémo-épidémique infectieuse et contagieuse, microbienne en un mot. Il cite diverses observations qui confirment encore cette opinion.

M. le docteur Le Roy des Barres a, pour sa part, observé, à l'hôpital de Saint-Denis, un cas très net de contagion de lit à lit,

Revenant à l'action du sol sur les germes pathogènes, M. le docteur van den Corput fait remarquer qu'indépendamment de l'irradiation solaire, qui est une des causes de destruction les plus actives des microbes à la surface du sol et des saprophytes que les schizomycètes rencontrent à une certaine profondeur, il faut faire intervenir encore un facteur des plus énergiques, l'oxygène et surtout l'ozone, qui exercent une action microbicide incontestable, tout au moins sur les anaérobies. Cette action est d'autant plus active qu'en vertu de sa porosité, la surface du sol exerce sur l'air atmosphérique une action condensatrice comparable à celle qu'exerce l'éponge de platine, et que, si la proportion relative de l'oxygène qui s'y rencontre n'est pas toujours supérieure à celle de l'atmosphère, c'est précisément parce que cet oxygène est presque immédiatement fixé par les matières organiques du sol.

A ce sujet, M. Van den Corput fait observer combien il est difficile et même impossible de stériliser complètement les matières fécales, et il indique le procédé qu'il met en pratique pour y parvenir : dès qu'il est prévenu du développement d'une maladie infectieuse dans une localité rurale quelconque de la province du Brabant, en Belgique, il prescrit l'isolement aussi rigoureux que possible, une large ventilation et la désinfection appropriée de l'habitation contaminée, enfin la destruction par le feu des déjections du malade ou des hardes souillées par celui-ci. Il fait agir de même pour les crachats des tuberculeux et les expectorations des diphtéritiques. Il recommande enfin, en cas d'épidémie, de répandre dans les fosses d'aisances une certaine quantité d'une huile de goudron qui remplit ainsi l'office d'une sorte d'opercule autoclave. Si l'eau d'un puits est suspecte, après la visite du puits par un ouvrier compétent, il fait condamner le puits pendant trois ou quatre jours, pendant lesquels on y jette d'abord une certaine quantité de persulfate de fer préalablement dissous, puis le lendemain de la chaux vive; l'eau ne doit être livrée de nouveau à la consommation qu'après ébullition. Ces divers moyens ont toujours arrêté les manifestations épidémiques pour lesquelles ils ont été employés.

M. Thibaut estime que l'épandage est le moyen d'assainissement de l'avenir; il n'en a pas toujours été partisan, mais les résultats qu'il a pu constater dans les environs de Lille, à Gennevilliers, en Angleterre, l'ont convaincu; partout où les propriétés purifiantes des terres, à la suite de l'épandage des eaux-vannes dans l'irrigation, ont été utilisées, la fièvre typhoïde a diminué.

Aux moyens préconisés par M. Van den Corput, M. le docteur Richard ajoute la crémation, qui détruirait un nombre considérable de germes pathogènes; mais ce sont là des moyens locaux. Il en est d'autres extrêmement importants, ce sont la canalisation et les terrains d'irrigation : la canalisation qui permet de transporter rapidement au loin les germes pathogènes; les champs d'irrigation, à la surface desquels ils ne tarderont pas à être détruits sous des influences multiples et surtout sous l'influence de la lumière; ces terrains sont de véritables laboratoires de purification.

M. le docteur Crocq s'en tient à la méthode de M. Van den Corput, qui donne d'excellents résultats; quant à la désinfection par le sol, il croit devoir faire quelques réserves. Et d'ailleurs cette irrigation n'est pas possible partout.

Pour M. le docteur Drysdale, l'épuration des eaux d'égout par le sol est la seule méthode qui soit compatible avec l'agriculture et la santé publique; l'expérience montre que c'est un excellent procédé pour prévenir la fièvre typhoïde et la diphtérie. Toutes les villes devraient installer des domaines municipaux pour la purification des eaux d'égout et leur utilisation agricole.

M. le docteur Van den Corput a voulu parler des petites localités, où ce qui se fait pour les grandes villes est impossible à réaliser.

Telle n'est pas l'opinion de M. le docteur Richard. C'est surtout dans les campagnes que la canalisation rendra des services, et les dépenses ne devront pas être un obstacle, car la canalisation ne coûte presque rien. M. Crocq semble redouter que la terre puisse devenir un lieu de conservation pour les microbes pathogènes; c'est une erreur pour la surface du sol, ce n'est vrai que pour la profondeur. Lorsque des accidents surviennent de par la faute du sol, c'est toujours à la suite de terrassements, d'inhumation; il n'y a rien à redouter, par conséquent, sous ce rapport, des terrains d'irrigation.

Les champs d'irrigation détruisent-ils toujours les microbes? Nous l'ignorons, déclare M. Chantemesse. Aussi serait-il bon de faire la désinfection locale; celle-ci est malheureusement plutôt du domaine de la théorie, car les substances qu'il faut employer coûtent fort cher et encore n'est-on pas toujours sûr d'obtenir un résultat. Cependant le procédé de Pfühle, qui consiste à désinfecter au moyen d'eau de chaux préparée avec de la chaux vive, paraît devoir produire des effets d'autant plus heureux qu'il est facilement applicable et d'un prix minime. Il a été vérifié récemment par MM. Chantemesse et Richard.

M. le docteur Cornil partage l'opinion de M. Chantemesse et recommande la désinfection préalable des matières; elle avait été tentée par Durand-Claye au cours de l'épidémie cholérique de 1884 à Paris; il portait les matières de l'hôpital des Mariniers à la température de 100 à 120 degrés centigrades avant de les jeter à l'égout; le procédé était très dispendieux et dut être abandonné. Le chlorure de zinc rend dans les hôpitaux des services à cet effet, d'après le docteur Mauger; d'ailleurs les moyens actuellement en usage assurent une désinfection suffisante.

Au contraire, ces moyens sont insuffisants, objecte M. le docteur Cornil. Les moyens locaux sont impraticables ou inpratiqués, et la canalisation avec épuration par les terrains d'épuration n'a pas encore atteint des proportions assez étendues. La nouvelle loi votée récemment par le Parlement va cependant mettre à la disposition de la ville de Paris de vastes terrains qui ne tarderont pas à rendre les plus grands services à la population parisienne. A la demande de M. le docteur Vallin, l'assemblée vote des remerciements à M. Cornil pour la part qu'il a prise dans le succès de cette loi.

D'après une note de M. le docteur Carpenter, depuis qu'une partie des eaux d'égout de Londres est dérivée à Croydon, soit depuis trente et un ans, la mortalité a tellement diminué dans cette localité qu'elle n'est plus que de 13 p. 1,000, et la mortalité zymotique, de moins de 1,2 par 1,000.

MM. Wurtz et Mosny ont essayé d'étudier à quelle profondeur pouvaient descendre dans le sol les baciles typhiques, et quelle était l'influence qu'exerçaient sur eux les variations de la nappe d'eau souterraine. En ce qui concerne le premier point, leurs recherches ont été confirmatives de celles de MM. Grancher et Deschamps; le bacille typhique épandu à la surface du sol ne pénètre pas à plus de 50 à 60 centimètres de profondeur. Il meurt dans la terre végétale en moins de trois jours lorsque la nappe d'eau souterraine arrive en contact de ce bacille après avoir traversé progressivement les couches inférieures et lorsqu'elle séjourne deux ou trois jours à 0 m. 50 de la croûte. L'emploi de la terre végétale, de l'humus riche en saprophytes, semble dès lors préférable au sable ou à toute autre matière épuratrice filtrante en ce qui concerne la prophylaxie de la fièvre typhoïde. Il semble en résulter que les conditions de vitalité du bacille typhique sont en rapport immédiat avec la nature des terrains sur lesquels on le déverse, ainsi qu'avec le contact et l'éloignement de la nappe d'eau souterraine; lorsque ces conditions auront été élucidées et établies, si possible, pour le bacille d'Eberth, il faudra recommencer des expériences analogues pour tous les germes pathogènes dont on veut étudier la propagation par l'eau.

Pour M. le docteur Odo Bujwid, les bactéries siègent surtout dans l'eau et dans le sol, les microcoques dans l'air : c'est, au moins, ce qui résulte des expériences qu'il a faites.

M. le docteur Grancher demande à la Section de n'émettre aucun vote. Les propositions du rapport qui résument l'étude de nos connaissances sur ce sujet ne lui paraissent pas d'une rigueur suffisamment scientifique pour pouvoir être définitivement acceptées. En effet, l'action du sol sur les germes pathogènes est une question neuve, très peu d'expériences ont été faites jusqu'ici et ces expériences ne se rapportent qu'à un petit nombre de microbes.

MM. les docteurs Crocq et G. Pouchet appuient les observations précédentes.

Certains membres de la Section, et plus particulièrement M. le docteur Henrot, insistant sur la nécessité de donner aux municipalités une formule sur laquelle elles puissent s'appuyer pour les travaux d'assainissement, la dernière conclusion du rapport est ainsi modifiée et rédigée par les rapporteurs :

La filtration à travers une couche continue de sol perméable et homogène de 2 à 3 mètres de profondeur semble suffire pour protéger la nappe souterraine contre l'apport des germes pathogènes.

M. le docteur Dubousquet-Laborderie communique un rapport très étendu sur *les causes des décès par maladies épidémiques et contagieuses dans la commune de Saint-Ouen.* Il croit devoir en particulier incriminer le nombre considérable des vacheries établies à Saint-Ouen, vacheries qui sont très mal tenues. La tuberculose a surtout frappé les nouveaux arrivés, les étrangers à la commune. Il propose un certain nombre de précautions à prendre, pour prévenir les maladies contagieuses, et une réforme de la loi sanitaire, destinée à rendre obligatoires les mesures prescrites par les conseils d'hygiène.

M. le docteur Vivant partage complètement la manière de voir de M. Dubousquet au point de vue des précautions à prendre pour prévenir le développement des maladies contagieuses; il est d'accord avec lui sur la nécessité d'armer les conseils d'hygiène. Il voudrait que, pour toutes les maladies contagieuses, on rédigeât une série d'instructions analogues à celles qui viennent d'être formulées par la commission du Congrès de la tuberculose, et qu'on les fît parvenir au moins à tous les médecins. Il est remarquer, en effet, que les plus grands obstacles contre les prescriptions de désinfection sont souvent présentés par les médecins eux-mêmes.

M. le docteur G. Pouchet fait remarquer à M. Dubousquet que, pour ce qui concerne les vacheries, incriminées surtout dans son rapport, nous sommes plus armés qu'il ne paraît le supposer.

M. le docteur Le Roy des Barres estime que, dans l'état actuel de la science, il semble encore difficile de formuler des prescriptions générales pour la désinfection.

Il importe surtout de développer l'instruction hygiénique de la population, fait observer M. le docteur Vignard.

M. le docteur Laugier a observé depuis onze mois, à la maison de Nanterre (établissement de détention et dépôt de mendicité), 1,226 maladies aiguës et chroniques, parmi lesquelles neuf cas de fièvre typhoïde avec quatre décès, et six cas de variole. La fièvre typhoïde a frappé des individus habitant depuis plusieurs mois l'établissement; par conséquent, on doit attribuer cette épidémie à l'eau de Seine, qui sert encore à l'alimentation et qui n'est pas probablement suffisamment épurée. Il pense que si, au lieu d'eau de Seine, on y recevait l'eau des puits artésiens, si, d'autre part, on pratiquait des revaccinations, on pourrait éviter les accidents de ce genre.

M. le docteur Crocq ne pense pas qu'on puisse encore dire d'une façon absolue que l'on est dès aujourd'hui en état de se préserver sûrement de la fièvre typhoïde; pour ce qui est de la variole, on lutte contre elle à coup sûr, et l'on devra profiter de ce Congrès pour renouveler les vœux en faveur de la vaccination et de la revaccination obligatoires.

M. le docteur Angel Gavino, pour montrer l'influence que peut exercer l'hygiène sur la mortalité d'un pays, rappelle ce qui se passe aujourd'hui à la Vera-Cruz. Autrefois peu d'étrangers échappaient à la fièvre jaune, l'eau qui alimentait la ville était polluée par les égouts; depuis qu'il y a à la disposition des habitants de l'eau de source qui a été distribuée dans toutes les maisons, c'est-à-dire depuis trois ans, la fièvre jaune a complètement disparu. On peut croire que la substitution de l'eau pure à l'eau impure n'est pas étrangère à cette amélioration de l'état sanitaire.

M. le docteur Le Roy des Barres a également observé l'influence de l'eau potable sur les épidémies de fièvre typhoïde à Saint-Denis. M. le docteur Lardier rappelle que, dans les Vosges, la fièvre typhoïde, endémique dans certains villages alimentés en eau de puits, a disparu depuis l'amenée de l'eau de source, et cela depuis dix ans.

Recherches bactériologiques sur la variole. — M. le docteur Sicard a fait, tant sur les varioleux que sur les objets qui sont en contact avec eux, une série d'expériences bactériologiques. Dans les boutons varioliques à toutes les périodes de l'éruption, dans les produits de sécrétion et d'excrétion, selles, urine, salive, etc., dans l'air ambiant et dans l'eau qui avait séjourné dans une salle de varioleux, il a isolé un micro-organisme qui lui a paru être le microbe pathogène de la variole. D'après ses expériences il a tout lieu de croire que son microbe est bien le microbe de la variole.

M. Nocard regrette que M. Sicard, dans le cours de ses nombreuses expériences, n'ait pas fait celle qui, à ses yeux, eût été absolument concluante, à savoir l'inoculation de son microbe au veau, le seul animal susceptible de prendre la variole.

M. le docteur Gallopain a observé à l'asile de Pierrefeu, deux mois après l'ouverture de cet établissement, une *épidémie d'entéro-colite*, qui fit des ravages considérables et frappa près de la moitié de la population de l'asile. Il croit qu'il faut attribuer le développement de cette épidémie aux légumes qui étaient apportés à l'asile. Ces légumes, suivant la coutume du pays, étaient arrosés avec des matières fécales diluées, c'est là une pratique condamnable et certainement une cause fréquente d'infection.

M. le docteur G. Pouchet fait observer que ces faits viennent se joindre à quelques autres non moins bien établis, pour montrer que l'emploi des matières fécales dans la culture des jardins n'est pas toujours aussi inoffensif qu'on pourrait le croire.

M. le docteur Challan de Belval a, depuis 1886, observé à Amélie-les-Bains, *trois épidémies de fièvre typhoïde* au sujet desquelles il s'est livré à une enquête des plus minutieuses. Dans la première, les analyses d'eau ne donnèrent que des résultats négatifs au point de vue du bacille typhique; dans la seconde, on put croire que l'eau d'alimentation avait été souillée par des selles d'individus atteints, quatre mois auparavant, de fièvre typhoïde dans une ferme voisine. Quant à la troisième, elle porta sur sept individus d'une même chambrée; ils furent les seuls atteints dans la caserne, et il semble difficile ici de ne pas invoquer la contagion.

M. le docteur Hoel a relevé soigneusement tous les décès survenus à Reims, depuis 1881, par suite de la *diphtérie*. Il a constaté dans cette enquête que les quartiers les plus frappés sont les quartiers excentriques, les quartiers neufs, qui sont encore très insalubres. Il a constaté, en outre, qu'il y avait souvent des épidémies dans les maisons malsaines, épidémies qui faisaient des retours offensifs parfois après plusieurs mois. Il lui a semblé que l'élevage des animaux, lapins, poules, dans les maisons, pouvait être incriminé dans certains cas.

M. le docteur Le Roy des Barres rappelle qu'il y a quelques années, il a observé à la maison de la Légion d'honneur, à Saint-Denis, une épidémie de diphtérie qui nécessita la fermeture de l'établissement au commencement de juillet. On assainit ou désinfecta par tous les moyens préconisés comme les plus puissants; la rentrée se fit en octobre, et en novembre l'épidémie reparut. Voilà encore un exemple de persistance et de résistance des germes diphtériques.

M. le docteur Bard croit que dans l'étiologie de la diphtérie, on ne tient pas assez souvent compte de deux facteurs qui, pour lui, ont une importance capitale: la courte durée de l'incubation et la persistance souvent très longue de la contagiosité après la convalescence.

Pour M. le docteur Nocard, la longue vitalité du germe dans un milieu une fois infecté est cependant incontestable. M. Hoel a parlé tout à l'heure de l'élevage des poules dans l'étiologie de la diphtérie; il est bien entendu qu'il n'y a aucun rapport à établir entre la diphtérie humaine et la diphtérie aviaire; les recherches modernes ont d'ailleurs prouvé, d'une façon absolue, la non-identité des deux affections, ce qu'il soutenait depuis longtemps.

M. le docteur Thoinot insiste sur ce fait que les récidives de la diphtérie, si fréquentes dans une même maison, dans une même famille, tiennent surtout et avant tout à l'infection de la maison par un cas antérieur.

M. le docteur Richard cite, à l'appui de la persistance de la virulence du bacille de la diphtérie, les faits observés dans une caserne de Nuremberg. En cinq années, six cas de cette affection furent observés dans cette caserne, trois eurent lieu dans la même chambre qui, chaque fois, fut désinfectée avec le plus grand soin. Malgré tout, la diphtérie reparut, et cela à deux ou trois ans d'intervalle. Le bacille de la diphtérie est donc un bacille très résistant, contre lequel la lutte doit être incessante. A ce propos, M. Richard s'élève contre l'emploi de l'acide sulfureux, qui n'est qu'un procédé de désinfection, très anodin, auquel on fait jouer un rôle beaucoup trop considérable.

Depuis dix ans, M. le docteur Hauser a fait une longue série de recherches au sujet du développement de la diphtérie à Madrid. Il a pu constater que cette affection, qui exerce en Espagne des ravages absolument meurtriers, suit une marche ascendante, malgré les progrès de l'hygiène, malgré les travaux d'assainissement. La propagation de la maladie ne semble pas se faire par l'eau, mais plutôt par le sol. Il est très fréquent de voir des épidémies de maisons; et quand une maison a été une fois infectée, on peut y voir apparaître de nouveaux cas plusieurs années après. La diphtérie existe maintenant à l'état endémique; mais parfois on voit éclater de véritables épidémies, qui ont ceci de particulier, c'est qu'au lieu d'évoluer en deux ou trois mois, comme les épidémies de choléra, elles ont une évolution qui dure plusieurs années, cinq et six ans.

A propos de l'*antisepsie préventive de la tuberculose*, M. le docteur Alméras expose qu'il y a quelques années, plusieurs médecins éminents, et en particulier M. Debove, attirèrent l'attention sur les dangers que pouvaient présenter au point de vue de la contagion, les locaux habités par des tuberculeux. La Société médicale de Menton, reconnaissant la justesse de ces remarques, s'est occupée de cette grave question, et a proposé les mesures suivantes : établissement dans chaque ville d'une étuve à désinfection, pour les draps, la literie, les rideaux, etc.; après chaque décès, désinfection complète des locaux par les moyens ordinaires, assainissement de tous les appartements pendant la saison d'été. Chaque maître d'hôtel recevrait d'ailleurs un certificat constatant que les mesures d'assainissement ont été exécutées chez lui; ce serait une excellente garantie pour tous les hivernants. Ces propositions sont approuvées par la Section.

Suivant M. le docteur Chérenbach, la tuberculose est sans contredit la maladie qui exerce le plus de ravages dans les populations des villes et même des campagnes. Il y aurait un intérêt capital, tant au point de vue prophylactique qu'au point de vue de la guérison possible des individus déjà tuberculeux, à créer pour ces malades des stations climatériques, loin des villes. Il faudrait qu'on fît un appel, dans ce sens, aux pouvoirs publics et à la charité privée.

A la demande de M. le docteur Mossé, la Section demande qu'on établisse, dans les salles de vente, une étuve publique pour désinfecter tous les tapis, les rideaux et les vêtements, qui sont mis en vente et proviennent parfois d'individus morts tuberculeux.

M. le docteur G. Pouchet fait ajouter à ce vœu que les mêmes précautions soient prises dans les ateliers de battage de tapis.

M. le docteur Odo Budjwid est chargé du service de la *vaccination antirabique*, à Varsovie. Les résultats peuvent être considérés comme très satisfaisants.

Il fait aussi, depuis quelques années, des *analyses de l'air et des eaux* de Varsovie. Il a remarqué qu'à Varsovie, comme dans les autres pays d'ailleurs, l'air contient peu de bacilles, mais surtout des microcoques, dont aucun, d'ailleurs, n'est pathogène. La proportion des micro-organismes de l'air augmente notablement dans les lieux habités. Ces résultats diffèrent peu de ceux obtenus ailleurs. L'analyse de l'eau a montré des choses plus intéressantes. Varsovie est alimentée par l'eau de la Vistule, prise en amont de la ville. Cette eau est filtrée dans les filtres de sable; elle ne renferme, en ville, que 5 à 30 microbes par centimètre cube; elle peut être considérée, par conséquent, comme une eau potable très bonne. Il croit utile de faire constater ce fait, parce qu'il considère les filtres de sable comme les seuls pratiques quand il s'agit de l'alimentation d'une grande ville.

M. le docteur Richard fournit quelques détails sur les filtres de Berlin, où ce système est appliqué. A Berlin, on trouve 15 à 20 bactéries par centimètre cube d'eau, et l'on sait qu'une bonne eau potable peut en renfermer 250 à 300. Cette filtration a l'immense avantage d'être applicable en grand; c'est elle qui est mise en usage à Calcutta.

M. le docteur Odo Budjwid a pu réussir à obtenir des cultures pures d'*actinomycose*. Par cela, il a cultivé sur la gelose nutritive des produits actinomycosiques, en faisant la culture à l'abri de l'oxygène de l'air, suivant la méthode de Büchner.

M. le docteur Thoinot rappelle que M. Nocard a obtenu des cultures d'actinomycose sur milieu liquide et à l'air libre. Les essais d'inoculation n'ont pas donné de résultat positif.

M. le docteur Lardier entretient la Section de la *prophylaxie des maladies épidémiques dans les campagnes*. Là il est souvent facile de suivre la marche des épidémies. Aujourd'hui les communications entre les différentes régions et même entre les différents pays sont tellement fréquentes, qu'il y a là une source permanente de danger pour la dissémination des maladies contagieuses. Pour se mettre en garde contre de tels accidents, il a proposé à M. le préfet des Vosges, qui a bien voulu obtempérer à ses désirs, d'établir un bulletin sanitaire de toutes les régions du département, analogue à celui que le Ministre de l'agriculture a établi pour les vétérinaires. Il pense que l'extension de cette mesure à toute la France rendrait de très grands services.

M. Nocard croit être l'interprète de tous les membres de la Section en appuyant le vœu de M. Lardier, pour demander la publication d'un bulletin sanitaire analogue à celui que publient les vétérinaires; seulement, il faudrait tout d'abord rendre obligatoire la déclaration des maladies contagieuses, et, comme on le lui fait remarquer, ce n'est pas là encore un point acquis.

M. le docteur Armaingaud signale les services que les gendarmes ont rendus et peuvent rendre comme agents d'information pour renseigner immédiatement les autorités sur l'apparition des épidémies et pour exécuter les mesures urgentes d'assainissement.

M. Henri Monod y voit de réels avantages, pour peu que ce service puisse être généralisé.

Aucune assistance n'étant organisée pour les indigents malades dans les campagnes, M. le docteur Morisset propose de suppléer à cette lacune par l'établissement d'une *boîte de secours* dans toutes les communes non pourvues de pharmacien. Ces boîtes seraient confiées à des religieuses, qui ne pourraient disposer des médicaments sans une prescription médicale; ces sœurs pourraient également renseigner les médecins sur l'apparition des épidémies. M. le docteur Maurisset ne peut qu'appuyer de tous ses vœux la proposition. Dans le Morbihan, il existe souvent des régions considérables n'ayant ni médecins ni pharmaciens; les boîtes de secours y seraient d'une utilité incontestable.

M. le docteur Petrescu *présente des tableaux statistiques sur la morbidité et la mortalité par les maladies infectieuses et épidémiques dans l'armée roumaine.* Dans ces tableaux, on voit que les maladies infectieuses et en particulier la fièvre typhoïde, la tuberculose, l'érysipèle, la dysenterie et les fièvres éruptives ont sévi sur l'armée roumaine d'une manière meurtrière de 1874 à 1883.

De cette dernière date, commence une ère nouvelle, une ère plus salubre. En effet, c'est une date dans l'histoire de l'hygiène militaire en Roumanie. C'est la date de l'application de la nouvelle loi sur le service de santé de l'armée, par laquelle le corps de santé militaire a obtenu son autonomie.

En outre, il a été créé un conseil technique auprès du Ministre de la guerre. C'est grâce aux mesures hygiéniques proposées par ce conseil, en s'appuyant sur les dernières indications de l'hygiène, ainsi qu'à la sollicitude du chef suprême de l'armée, que les causes qui portaient atteinte à la santé des troupes ont été sensiblement réduites, restreintes.

La preuve la plus convaincante de la valeur de ces mesures, est la diminution et presque la disparition de la fièvre typhoïde dans l'armée roumaine.

Dans les garnisons les plus peuplées, celles de Bucharest et de Galatz, on a introduit les étuves à vapeur sous pression, système Geneste et Herscher, de Paris, dont on n'a qu'à s'applaudir.

Mais tous ces bons résultats n'auraient pu être obtenus dans la santé des troupes, si le corps de santé n'avait pas été secondé par les mêmes améliorations dans l'hygiène urbaine dues à M. le docteur Félix, le médecin en chef de la capitale, et à la sollicitude éclairée du maire de la ville.

Les moyens de traitement et d'hospitalisation des malades et blessés militaires ont été aussi l'objet d'une attention particulière de la part des ministres de la guerre. Le nouvel hôpital central de la garnison de Bucharest constitue pour M. le docteur Petrescu l'idéal de la science hygiénique. C'est un hôpital à pavillons pour trois cent cinquante à quatre cents malades, dans lequel les moyens d'isolement, de chauffage et de ventilation sont établis d'après les dernières données de la science.

SECTION IV.

HYGIÈNE INDUSTRIELLE ET PROFESSIONNELLE.

Protection des cours d'eau et des nappes souterraines contre la pollution par les résidus industriels. — Un double rapport a été présenté au Congrès sur cette question, limitée dans les termes de son énoncé; le premier, au point de vue technique et hygiénique par M. le professeur J. Arnould; le second, au point de vue de la législation et de la réglementation, par M. le docteur A.-J. Martin.

Le premier rapport se termine par les conclusions suivantes :

1° *La projection de résidus industriels, gênants ou dangereux, dans les cours d'eau, doit être interdite en principe. Il en est de même de leur introduction dans les nappes souterraines, soit par des puits perdus, soit par des dépôts à la surface du sol, soit par des épandages agricoles mal conçus et exécutés sans méthode.*

2° *Les eaux résiduaires d'industrie peuvent être admises dans les cours d'eau et nappes, toutes les fois qu'elles auront subi un traitement entraînant la garantie qu'elles ne mêleront aux eaux publiques aucune matière encombrante, putride, toxique ou infectieuse; ni quoi que ce soit qui en change les propriétés naturelles.*

3° *L'épuration des eaux d'industrie doit être imposée. Elle sera exécutée selon des modes appropriés à chaque industrie.*

4° *L'épuration par le sol est le procédé actuellement le plus parfait que l'on puisse appliquer aux eaux résiduaires des industries qui travaillent des matières organiques. Elle peut toujours et doit quelquefois être combinée à des opérations mécaniques ou chimiques, qui assurent la neutralisation des eaux et les préparent à l'absorption par le sol. L'irrigation méthodique avec utilisation agricole est la meilleure manière d'exploiter les propriétés assainissantes du sol.*

La justification de l'intervention des pouvoirs publics, en pareille matière, ne saurait soulever le moindre doute, fait observer M. le docteur A.-J. Martin, dans son rapport. Après étude complète de la question, M. le Rapporteur propose d'ajouter aux propositions qui terminent le rapport de M. Arnould la cinquième proposition suivante :

5° *Les procédés imposés par l'Administration pour empêcher la pollution des cours d'eau et des nappes souterraines par des résidus industriels doivent être, en cas de refus persistant de la part des intéressés, mis à exécution d'office, dans les conditions spécifiées aux articles 35, 36 et 37 de la loi du 16 septembre 1807.*

M. Faucher appuie complètement les propositions de M. le docteur Arnould. Quoique M. le docteur A.-J. Martin semble avoir certaines hésitations relativement à la quatrième proposition concernant l'épuration par le sol, M. Faucher dit que les exemples d'épuration par le sol, qu'il a pu observer, lui font donner également son adhésion entière à cette quatrième conclusion. Enfin il approuve la cinquième proposition émise par M. Martin.

M. le docteur Thibaut approuve complètement les propositions de M. Arnould. Quant à la cinquième proposition de M. Martin, il s'y rallie également mais il craint qu'on ne puisse l'appliquer efficacement. Au point de vue de la rédaction de cette dernière proposition, il demande que les mots : *Des procédés imposés par l'Administration...*, soient remplacés par ceux-ci : *Des prescriptions imposées par l'Administration...*

M. Livache approuve complètement les propositions de M. Arnould; mais il craint que la cinquième proposition émise par M. Martin ne soit d'une application bien délicate. M. Livache estime que l'application des mesures de répression, jointe aux demandes de dommages-intérêts faites devant les tribunaux par les communes ou les voisins lésés, suffira dans la plupart des cas.

MM. les docteurs Arnould, A.-J. Martin, Thibaut et Faucher maintiennent qu'il ne peut y avoir que des avantages à réclamer l'application de la loi du 16 septembre 1807, car les moyens de répression ont pour conséquence fréquente de tuer les établissements industriels en provoquant leur fermeture. L'Administration ne saurait avoir la prétention de faire exécuter des procédés d'assainissement qui ne puissent être un jour remplacés par des meilleurs; mais, tels qu'ils sont, ils remédient à l'insalubrité dont la présence est dangereuse aux voisins. Il y aurait quelquefois, en pareil cas, urgence à agir. L'exemple de l'Espierre mérite d'être suivi.

M. Livache appelle l'attention sur la difficulté d'appliquer directement la loi de 1807 aux établissements industriels qui sont régis par la loi de 1810. Il rappelle que, d'après une jurisprudence constante, il ne peut être statué par des arrêtés généraux à l'égard de ces établissements. Il propose finalement de concilier les deux avis exprimés précédemment. Ainsi que le demande M. le docteur A.-J. Martin, l'État pourrait agir à l'égard des communes, en vertu de la loi du 16 septembre 1807, et les communes, pour le recouvrement des frais des travaux effectués, interviendraient alors contre les établissements régis par la loi du 15 octobre 1810, en s'adressant aux tribunaux en vertu de l'article 11 de ce décret.

Cette proposition étant acceptée, la Section adopte les quatre propositions du rapport de M. le docteur Arnould et la conclusion du rapport de M. le docteur A.-J. Martin, modifiée de la manière suivante :

En cas de pollution des cours d'eau et des nappes souterraines par des résidus industriels, résultant de l'inexécution des prescriptions imposées par l'Administration, les travaux de salubrité nécessaires pourront être ordonnés par le Gouvernement, en vertu de la loi du 16 septembre 1807; les dépenses seront supportées par les communes intéressées, celles-ci ayant recours contre les auteurs de la contamination, en vertu de l'article 36 de la loi du 16 septembre 1807 et de l'article 11 du décret du 15 octobre 1810.

M. le docteur Thibaut lit un important mémoire sur les *charrées de soude et leur influence sur les cours d'eau*, en particulier sur la basse Deûle à Lille.

Après avoir rappelé la nature des résidus de la fabrication de la soude, appelés marcs ou charrées de soude, et montré combien ils polluent les rivières où ils se déversent, en prenant la basse Deûle pour exemple, il fait connaître les procédés conseillés pour y remédier.

M. Thibaut prend prétexte de cette question pour appeler l'attention sur les lacunes de notre législation sanitaire en matière industrielle et s'associer aux observations présentées dans le rapport précité du docteur A.-J. Martin.

De l'assainissement des eaux insalubres avant leur projection dans les égouts, par M. Fischer. — Le problème consiste à obtenir la désinfection, assurer la salubrité sans incommoder personne et de façon à faire profiter l'agriculture de toutes les matières fertilisantes jusqu'ici négligées ou perdues. Pour cela, il faut mêler aux eaux d'égout et aux produits des fosses mobiles une solution étendue de sel de fer et d'alumine, et précipiter le tout à l'égout. Quant aux eaux suspectes des hôpitaux et des établissements insalubres, elles devraient, avant leur projection dans les collecteurs, être désinfectées par des antiseptiques qui en assureraient l'innocuité.

A la demande de MM. Fischer, Naignen et A. Smith, la Section émet le vœu que les gouvernements votent des subsides en vue d'expérimenter les moyens d'assurer l'épuration et l'utilisation des vidanges et des eaux insalubres.

Mme le docteur Tkatcheff lit un *mémoire sur l'hygiène des ouvriers en Russie.* Dans cette contrée, les ouvriers semblent ne pas connaître les premiers éléments d'hygiène. Il n'y a que 10,000 médecins en Russie; aussi est-il difficile de donner des soins à ces malheureux, qui sont décimés par de nombreuses épidémies. La mortalité générale est considérable; chez les enfants notamment, elle s'élève à des proportions surprenantes. Quant au travail des enfants, il a été réglementé il y a quelques années, et, depuis 1885, les enfants de onze à quinze ans ne peuvent travailler que huit heures par jour.

Chez ces malheureux la démoralisation est complète; les femmes enceintes ne sont nullement protégées; ce n'est que depuis peu qu'il existe, dans le département de Saint-Pétersbourg et quelques autres, un décret interdisant aux femmes le travail de nuit. Dans certains districts industriels on a créé des inspecteurs choisis parmi les ingénieurs et les médecins; ils touchent un traitement de 5,000 roubles. Ce service n'est pas mal organisé et il fonctionne à peu près bien.

M. Adolphe Smith fait approuver le vœu « que les délégués russes soumettent au congrès international de Londres, en 1891, un rapport sur le résultat des nouvelles lois pour la protection du travail, et un vœu pour l'amélioration de la condition matérielle des classes ouvrières en Russie. »

A propos d'une communication sur l'*État sanitaire des ouvriers mineurs en Belgique, la pseudo-phtisie pulmonaire, la phtisie et la tuberculose*, M. le docteur Kuborn rappelle que l'industrie minière a toujours été considérée comme une industrie insalubre et qui expose les ouvriers à de graves accidents.

M. Kuborn lit à ce sujet des statistiques très détaillées et formule les conclusions suivantes :

1° Il y a vingt ans, l'Académie de médecine belge a été chargée d'étudier les conditions propres à améliorer la situation des mineurs. A la suite de cette discussion, plusieurs exploitants du bassin de Liège avaient pris spontanément la décision d'exclure les femmes des travaux souterrains et de ne plus admettre les hommes qu'à partir de douze ans. Cette mesure a amené une augmentation de la longévité, ce qui démontre que les conditions hygiéniques dans lesquelles sont placés les mineurs du bassin de Liège sont relativement satisfaisantes;

2° On a constaté la rareté de la tuberculose pulmonaire. Est-elle due à l'action des émanations de la houille? Il signale, en passant, la confusion faite entre le ramollissement tuberculeux et les phénomènes caverneux résultant de la pneumonie chronique et de la dilatation des bronches.

D'après M. le docteur Crocq, depuis le commencement du siècle on a signalé la rareté de la tuberculose pulmonaire dans les mines de houille. Il semble y avoir antagonisme entre les poussières charbonneuses et le développement de la tuberculose.

D'ailleurs il est probable que la poussière de charbon joue un rôle prophylactique à l'égard de la tuberculose. On a vu des familles présentant un terrain héréditairement tuberculeux échapper à cette maladie en travaillant dans les mines; assurément les chiffres de la mortalité y sont très bas.

Il est aussi une maladie qui semble évoluer de la même manière que la tuberculose, c'est l'anthracose pulmonaire.

En thèse générale, une muqueuse ne peut favoriser le passage d'une molécule étrangère tant qu'elle est recouverte de son épithélium. Lorsqu'elle en est dépourvue, les molécules charbonneuses passent à travers, et leur présence dans le tissu pulmonaire produit des désordres pouvant aller jusqu'à la nécrobiose du parenchyme.

M. le docteur Fabre croit que la rareté de la tuberculose chez les mineurs peut être attribuée à ce fait que les mineurs qui n'ont pas la force et la vigueur nécessaires s'abstiennent de descendre dans les mines.

C'est pour cela que la mortalité par tuberculose pulmonaire est si faible chez les mineurs. L'anthracnose est une maladie très fréquente; elle atteint presque tous les mineurs; mais souvent elle est très légère et constitue à peine une maladie. Pourtant, lorsqu'elle existe, elle augmente notablement l'emphysème pulmonaire et la dilatation bronchique. Si les poussières charbonneuses sont très abondantes, elles entraînent un état d'inflammation.

M. le docteur Mathias Roth demande si, en Belgique, on n'emploie pas des appareils propres à empêcher l'absorption des particules charbonneuses, et si l'on a fait des essais pour prévenir le développement de la tuberculose pulmonaire dans certaines familles. N'a-t-on pas essayé l'action du charbon dans le traitement de la tuberculose?

M. le docteur Kuborn répond que la question de l'emploi des masques a été essayée, mais les ouvriers n'en veulent pas; du reste, le procédé est difficile. On emploie tout simplement l'arrosage quand les poussières de charbon sont en trop grande abondance, et l'on empêche ainsi leur dissémination.

M. le docteur Crocq expose qu'il a confectionné un appareil pour introduire des poussières de charbon dans les voies respiratoires; l'instrument existe, mais les expériences n'ont pas encore été faites. Du reste, il croit que, pour obtenir des résultats, il faudrait placer les malades dans des appartements où ils seraient soumis à l'action du charbon comme s'ils étaient dans les mines, mais la chose est peu pratique.

M. le docteur Van den Corput ne pense pas que la poussière de charbon puisse seule avoir une action sur le développement de la tuberculose. Il faut tenir compte d'autres facteurs, tels que le dégagement d'acide sulfurique, etc. Il ajoute que le même fait d'immunité s'observe dans d'autres mines. Dans les mines de sel gemme, en Bavière, il a pu constater une immunité réelle chez les ouvriers chargés de l'extraction du sel.

Pour M. le docteur Crocq, il peut assurément y avoir d'autres facteurs, et le sel gemme, en particulier, semble jouer un rôle, car c'est non seulement un préservatif, mais aussi un curatif de la tuberculose. Certaines eaux chlorurées sodiques ont été employées avec succès en Allemagne contre la tuberculose au premier degré.

Depuis longtemps on a signalé les dangers que courent les ouvriers chargés de la fabrication des grilles destinées *à la production de la céruse.* En effet, la fusion du plomb s'opère dans des bassins ouverts, et les ouvriers prennent, à l'aide d'une cuiller, le plomb en fusion pour le déverser sur les formes. Les émanations plombiques déterminent souvent des accidents saturnins. M. le docteur Thibaut fait connaître, au nom de M. J. Carron, une modification apportée par celui-ci afin de remédier à ces dangers, et il décrit l'appareil employé. Toute manipulation est supprimée. Deux hommes font 3,500 kilogrammes de grilles à l'heure sans toucher le métal, tandis qu'auparavant deux hommes n'en faisaient que 4,500 kilogrammes par journée de dix heures, pendant lesquelles ils étaient constamment en contact avec le plomb.

Hygiène de la vue pour les typographes et pour les couturières. — M. le docteur Motais lit un mémoire sur cette question. Sur 250 typographes, il a trouvé 69 p. 100 d'yeux anormaux et 31 p. 100 d'yeux normaux. Il est d'avis qu'il faut demander : 1° que les correcteurs suspendent fréquemment leur travail minutieux par quelques minutes de repos ; 2° que les écrivains lithographes prennent des verres convexes pour éviter les fatigues de l'accommodation ; 3° que les compositeurs prennent les précautions nécessaires connues contre l'intoxication saturnine ; 4° que les typographes portent, dès qu'il sera nécessaire, des verres appropriés prescrits par un oculiste.

Sur 400 couturières, M. Motais a constaté 64 p. 100 d'yeux anormaux. C'est pourquoi les couturières devraient : 1° ne plus se courber à 0 m. 15 ou 0 m. 20 du travail, se tenir droites à 0 m. 30 environ de l'aiguille; 2° à l'atelier, réclamer un bon éclairage; à domicile, se placer près d'une fenêtre, le jour venant à gauche. Le soir, se servir d'une lampe à huile de 12 lignes au moins avec abat-jour non transparent, assez abaissé pour ne pas laisser voir le point lumineux; 3° si des verres sont nécessaires, les prendre le plus tôt possible, prescrits par un oculiste.

M. le docteur Rident a observé deux cas d'intoxication saturnine produits chez les tisserands à la main par la poussière provenant du frottement continuel des poids en plomb servant à tendre les fils des métiers.

Le même auteur a constaté des éruptions eczémateuses chez les teinturiers employés à la teinture de la laine pour la fabrication du drap. Ces éruptions sont dues à l'action du bichromate de potasse employé dans cette industrie, et tout particulièrement à l'acide chromique mis en liberté au cours des opérations.

M. le docteur Dargelos préconise un nouveau procédé de sécrétage, supprimant l'emploi du mercure et empêchant l'intoxication par *les vapeurs nitreuses dans l'industrie de la chapellerie.* Les dangers que courent les ouvriers sécréteurs et coupeurs sont l'effet de l'intoxication par le mercure et les vapeurs nitreuses. Des expériences faites à Aix et à Paris démontrent que ce procédé donne des feutres parfaits et qu'il remplit toutes les conditions d'hygiène, d'efficacité et d'économie qui permettent l'assainissement de la profession.

M. Ferrand s'occupe des *industries bruyantes au point de vue de l'hygiène.* Après avoir passé en revue toutes les industries qui sont victimes de bruits trop forts, M. Ferrand indique quelques moyens préventifs. Il présente à la Section des oreillettes en toile métallique garnies de paille de fer, et il parle également du turban qui, d'après lui, pourrait rendre de grands services aux artilleurs.

Il a essayé l'oblitération incomplète du tuyau auditif externe pour atténuer les bruits; mais cette atténuation se fait aux dépens de la netteté de la perception des sons. La paille de fer, la paille de plomb, la toile métallique ont donné de bons résultats; non seulement elles conservent la netteté du son, mais elles le renforcent même.

Lorsque des téléphonistes se trouvent placés sur un champ d'action militaire, le bruit du canon, le galop des chevaux, etc., les empêchent d'entendre les réponses des personnes avec lesquelles ils se trouvent en communication. Or il les munit des oreillettes qu'il vient de présenter et, grâce à elles, la perception du son est devenue très nette.

De telle sorte qu'il a sûrement prévenu toute rupture de la membrane du tympan et rendu tolérables pour l'ouïe les vibrations intenses, autrefois douloureuses; il a conservé ainsi la faculté d'entendre tous les ordres donnés au milieu des bruits.

SECTION V.

HYGIÈNE INTERNATIONALE. — POLICE MEDICINALE.

Assainissement des ports. — M. le docteur Proust, rapporteur, examine successivement les différentes faces de la question et pose, en terminant, les conclusions suivantes :

Il est du devoir strict des Gouvernements et des municipalités d'assainir les ports; l'assainissement des ports s'impose plus encore que l'assainissement d'une ville quelconque; c'est seulement lorsque les ports seront assainis que l'on verra diminuer dans une proportion considérable la mortalité par maladies infectieuses; c'est seulement alors que, les ports présentant un terrain réfractaire à la pénétration des germes morbides exotiques, on pourra supprimer complètement les dernières entraves quarantenaires.

M. le docteur Catelan appelle l'attention sur l'état d'insalubrité dans lequel se trouve le port d'Alexandrie, dont l'assainissement importe tant aux nations européennes, en raison de ses relations constantes avec leurs ports. M. le docteur Proust insiste également sur l'importance de l'assainissement du port d'Alexandrie au point de vue de la santé publique en Europe.

M. le docteur Drouineau fait observer que, dans les ports, trois administrations se trouvent en présence et souvent en conflit : l'État, auquel le port proprement dit appartient; le commerce, dont les intérêts sont défendus par la chambre du commerce, et la municipalité. L'assainissement du port dépend de l'État et du commerce, la responsabilité tout entière doit leur être laissée; c'est à la municipalité qu'incombe l'assainissement de la ville. M. le docteur Proust estime qu'il faut éviter de compliquer la question; c'est à chacune des autorités dont vient de parler M. Drouineau qu'il appartient indifféremment, comme l'a fait à Marseille la municipalité, de prendre l'initiative des travaux de salubrité. Le port s'assainit par l'assainissement de la ville. Il est des ports qui n'ont pas de chambres de commerce; le Congrès n'a pas à intervenir dans les dispositions de l'autorité chargée d'exécuter les travaux dont il signale l'urgence et les avantages. M. le docteur Rachet et M. Rabot demandent qu'il y ait dans chaque port une commission spéciale d'hygiène, ayant le droit d'initiative et dont les décisions aient une sanction effective. Mme le docteur Tkatchef et M. Adolphe Smith font observer que le Congrès ne peut entrer dans des détails administratifs, qui diffèrent suivant chaque pays et même suivant chaque localité. L'important, c'est que l'État abandonne le moins possible le droit, qu'il possède et qu'il peut seul exercer d'une façon sérieuse et efficace, de contraindre les villes et les habitants à prendre des mesures de salubrité.

M. le docteur A. Treille croit en effet que la question doit être envisagée à un point de vue général. Il demande ensuite d'ajouter une conclusion réclamant l'assainissement des arrivages, si ces arrivages doivent être nuisibles, notamment pour les arrivages d'os, de cornes, de chiffons. On a démontré les dangers de ces substances au point de vue du charbon; les épidémies, soit de variole ou d'autres affections, qui infectent de temps en temps la ville de Marseille lui arrivent du nord de l'Afrique, où l'on ne pratique pas encore la vaccination. Il voudrait que dans chaque port il y eût des étuves de désinfection par la vapeur sous pression, à l'action desquelles seraient soumis les principaux arrivages dont il vient de parler, et les chambres de commerce devraient veiller elles-mêmes à l'assainissement des marchandises.

M. le docteur Sené rappelle que, dans les lazarets français, les arrivages sont soumis à des mesures de désinfection. Il lui semble qu'on doit surtout prendre des mesures contre certaines maladies, telles que la diphtérie, la rougeole, etc., et non pas se borner à la prophylaxie du choléra, de la fièvre jaune, etc.

M. le docteur Proust ajoute que les chiffons sont désinfectés à leur entrée en France dans les ports à lazaret; les moyens sont encore insuffisants en quantité et, d'ailleurs, c'est aussi par la voie de terre que les chiffons arrivent en abondance. L'Administration se préoccupe de faire installer, dans des stations spéciales, des étuves pour y pratiquer la désinfection de certains arrivages par voie de terre.

Du reste, pour la variole, c'est bien plutôt par la vaccination et la revaccination rendues obligatoires qu'on en obtiendra la diminution et même la suppression, en France, que par la désinfection des balles de chiffons.

Les premières conclusions du rapport de M. Proust sont adoptées.

A propos de la dernière, M. Adolphe Smith, au nom des délégués anglais et au sien, demande la suppression des mots : « entraves quarantenaires ». M. Proust peut atténuer, dans ses explications, la signification de cette expression d'une manière très satisfaisante, mais ses explications n'auront aucun effet sur la masse du public; c'est le texte seul qui importe ici. Or ce texte signifie qu'on peut imposer, dans l'état actuel des choses, des quarantaines même dans les ports les plus salubres, si la navigation n'a pas pris les mesures que réclame l'administration sanitaire française. D'autre part, qu'est-ce qu'un port salubre? En est-il qu'on puisse qualifier d'absolument réfractaire à la pénétration des germes morbides; y en aura-t-il jamais? Il faut laisser à chaque pays le soin de s'administrer comme il l'entend et ne pas subordonner l'abandon de pratiques reconnues depuis longtemps inefficaces à la réalisation d'un idéal d'assainissement dont le criterium est inconnu. — Ces observations sont appuyées par M. le docteur Vignard; il propose de dire que, sans attendre que les ports présentent un terrain réfractaire à la pullulation des germes morbides, les anciennes quarantaines seront supprimées et remplacées par des mesures de désinfection appropriées, c'est-à-dire que tout navire, quelle que soit sa provenance, auquel il ne sera pas jugé nécessaire d'appliquer des mesures de désinfection, sera admis en libre pratique.

M. le docteur Proust rappelle combien l'administration sanitaire française fait d'efforts pour adoucir la rigueur des mesures quarantenaires; pour pouvoir les abandonner tout à fait, il lui faut des garanties, et celles-ci sont : l'exécution des mesures de désinfection à bord et la désignation de médecins sanitaires commissionnés dont les déclarations puissent inspirer toute confiance. En fait, depuis quelques années, les navires, malheureusement en nombre trop restreint, qui ont offert ces garanties, ont eu la libre pratique immédiate; jusqu'en ces derniers temps, on n'avait pas fait, depuis dix-sept mois, un seul jour de quarantaine au Frioul, lorsqu'un navire infecté, *le Calédonien*, est arrivé sans présenter ces garanties. Par contre, les autorités anglaises ne craignent pas d'être des plus rigoureuses lorsqu'il y a danger; *la Néva* a été retenue seize jours en quarantaine à Southampton tout récemment, parce qu'elle avait eu un décès de fièvre jaune à bord, en cours de traversée. En fin de compte, M. le docteur Proust propose de remplacer, dans sa conclusion, les mots : *entraves quarantenaires* par ceux-ci : *mesures restrictives*. Cette modification est acceptée et votée à l'unanimité.

Ce débat reprend sous une nouvelle forme, à propos d'une communication de M. le docteur Sené sur *les médecins sanitaires embarqués*. Pour l'auteur de ce travail, il est de toute nécessité que la nation soit renseignée très exactement sur l'état sanitaire des pays avec lesquels elle est en relations.

Les épidémies qui surgissent dans un pays ne sont déclarées que longtemps après qu'elles ont éclaté. — Les médecins des navires n'ont pas, à son avis, assez d'indépendance; ils sont trop soumis à l'autorité des capitaines.

Dans de pareilles conditions, le médecin se trouve placé entre son devoir et son intérêt, et c'est souvent ce dernier qui l'emporte. Il en résulte que, la plupart du temps, les autorités n'ont que des renseignements très insuffisants sur la santé à bord des navires; souvent même ces renseignements sont faux, car c'est l'intérêt qui les dicte. Les médecins devraient être commissionnés par l'État après examen. Il n'ignore pas qu'on a déjà proposé de faire nommer les médecins par le Gouvernement, mais les armateurs s'y sont opposés en répondant qu'il ne pouvait y avoir deux autorités à bord et que le capitaine d'un navire ne pouvait être soumis au contrôle du médecin. Il insiste, pour qu'il soit pris, pendant la traversée, des mesures sévères de désinfection, ce qui serait assurément un des meilleurs procédés de prophylaxie. C'est pourquoi il dépose les conclusions ci-après :

1° Émettre le vœu que les propositions adoptées par la conférence de Rome soient suivies d'une convention internationale.

2° Qu'en attendant, chaque nation fasse, dans le sens indiqué plus haut, tout ce qui est possible pour atteindre le but cherché et diminuer les entraves apportées au commerce, en nommant les médecins embarqués des Compagnies subventionnées qui relèveraient directement de l'État et ne pourraient être révoqués que par lui.

M. le docteur Treille. Il paraît difficile d'adopter actuellement ces conclusions. La marine de l'État recrute déjà difficilement des médecins; les médecins seront encore plus difficiles à trouver pour la marine marchande. Si l'on crée un médecin indépendant, il y aura constamment des conflits entre médecin et capitaine. Ce sont donc des obstacles difficiles à surmonter. Il faut, avant tout, pouvoir exercer à bord un contrôle sévère afin d'éviter que trop souvent le médecin, par négligence ou même, il faut dire le mot, par complicité, laisse passer inaperçus des décès dont il ne rend pas compte.

Du reste, les avantages faits par les compagnies ne sont pas suffisants pour espérer trouver des médecins; il faudrait exiger qu'on augmente leurs appointements et qu'on leur assure une retraite.

M. le docteur Proust est assurément partisan des propositions de M. Sené, mais il ne les croit pas très pratiques quant à présent.

Il rappelle que, partisan convaincu de la suppression des quarantaines de rigueur, dans les ports d'Europe, il ne peut les supprimer qu'en prenant les mesures les plus rigoureuses dans la mer Rouge, vraie porte d'entrée du choléra en Europe, à l'égard des navires venant des pays où règne cette affection.

Il a conçu le projet de demander la suppression des quarantaines d'observations, mais il est nécessaire d'avoir des garanties équivalentes, c'est-à-dire de sérieuses mesures de désinfection à bord et des médecins sur lesquels on puisse compter, désignés tout au moins par une commission composée d'hommes compétents et devant laquelle ils auraient à subir des épreuves spéciales.

M. le docteur Treille fait observer qu'on n'obtiendra vraisemblablement l'adoption de ces propositions par les compagnies que lorsque leurs contrats avec l'État devront être renouvelés, c'est-à-dire dans un temps assez éloigné. Néanmoins il propose d'ajouter aux conclusions de M. le docteur Sené la proposition suivante :

« Le Congrès émet le vœu que, lors de l'établissement du cahier des charges pour les Compagnies maritimes subventionnées, une clause y soit introduite, permettant à l'État un contrôle sérieux et efficace sur le service médical et hygiénique du bord. »

Les conclusions du rapport de M. le docteur Sené, avec cette addition, sont adoptées par la Section.

Sur la demande de M. le docteur Vignard, appuyée par MM. les docteurs Pacchiotti, Cabello, Proust, Arnould, Drouineau, la Section émet le vœu que la publicité la plus large et la plus rapide possible soit donnée aux actes de l'administration sanitaire dans les divers pays, afin de mettre les hygiénistes à même de connaître et d'apprécier ces actes.

M. le docteur Bédoin estime qu'il faut aussi et peut-être d'une façon plus urgente encore s'occuper des mesures de prophylaxie internationale sur les frontières de terre. Il existe bien aux gares frontières un service de surveillance sur les bestiaux; pourquoi n'organiserait-on pas quelque chose du même genre pour les humains? Un personnel muni d'appareils à désinfecter, que l'on pourrait transporter d'un point à un autre de la région, devrait être chargé de la surveillance des frontières terrestres, dans les gares les plus importantes du transit international, tout au moins.

MM. les docteurs Arnould, A. Treille et Vignard craignent que ces mesures ne puissent pas entrer dans la pratique d'une façon suffisamment efficace pour être dès maintenant adoptées.

M. le docteur Mahé lit un mémoire sur l'étiologie et la prophylaxie de la *peste bubonique*, dans les cinquante dernières années, à propos de l'épidémie qui sévit en ce moment dans l'Assir, sur le littoral de la mer Rouge, épidémie qui fait beaucoup de victimes, bien que limitée.

Le meilleur moyen prophylactique conseillé et mis en pratique consiste à fuir le pays infecté. M. Mahé propose, en conséquence, d'employer les mesures extrêmes: faire abandonner les villes où la peste a sévi; faire brûler les maisons et tous les objets ayant appartenu aux pestiférés.

M. le docteur A. Treille demande, afin de faire avancer l'état de la science, sur cette question, que le Congrès émette un vœu signalant aux Gouvernements la grande utilité qu'il y aurait à faire faire des recherches spéciales sur la peste au point de vue bactériologique.

M. le docteur Proust s'est déjà préoccupé de cette question, qui ne tardera pas à recevoir une solution. Mais, en ce moment, l'Assir est en pleine révolution et l'on est forcé d'attendre que la peste se soit propagée à des régions voisines pour organiser une mission scientifique pour laquelle des crédits sont déjà trouvés.

Le vœu de M. Treille, mis aux voix, est adopté, ainsi que les conclusions du mémoire de M. Mahé.

Dans un mémoire sur l'*hygiène du colon et du soldat en Algérie*, M. le docteur A. Treille fait observer que les insolations et les fièvres palustres ne sont pas les plus grands ennemis de la santé de nos soldats en Algérie. Les décès par ces affections sont en somme très rares. La maladie à laquelle ils succombent le plus est la fièvre typhoïde; on pourrait diminuer les ravages qu'elle exerce en assainissant les locaux d'une façon parfaite, et en fournissant une eau potable absolument pure. D'autre part, il ne faut cesser de prémunir soldats et colons contre les excès dans le boire et le manger quand ils ont à supporter une chaleur intense, car ces abus sont certainement beaucoup plus préjudiciables que le climat.

Après avoir énuméré l'état actuel de la *législation sanitaire française*, M. le docteur A.-J. Martin énumère quels sont les divers points sur lesquels il lui paraît urgent de la réformer. D'après lui, la nécessité d'une revision de cette législation se fait impérieusement sentir, en raison surtout des progrès considérables que l'hygiène prophylactique a faits dans ces dernières années. Il convient que la salubrité devienne une réalité et soit facilitée et non entravée par la loi; il faut que la prophylaxie suive de près l'information de la maladie.

Sans apporter à la législation actuelle des modifications par trop profondes, l'intérêt public exige que :

1° Les dépenses sanitaires soient comprises parmi les dépenses obligatoires pour les budgets des départements et des communes;

2° La déclaration des cas des maladies transmissibles, nettement spécifiées, soit régulièrement faite par toutes les personnes qui en ont connaissance, y compris le médecin.

3° D'autre part, la loi doit indiquer, parmi les mesures à prendre en matière de salubrité des habitations, celles qui sont urgentes et celles qui peuvent être différées.

4° Dans le premier cas, alors que l'urgence a été déclarée par une délibération expresse du conseil ou de la commission compétente, c'est-à-dire en cas d'épidémie, d'inondation, d'incendie ou d'autres dangers publics, et lorsque la salubrité immédiate de l'habitation est intéressée, les mesures de première nécessité ne doivent souffrir aucune lenteur. L'autorité qui, en pareil cas, encourt toute responsabilité légale, doit être mise immédiatement en demeure d'agir, et les représentants de l'État, c'est-à-dire les préfets et, en cas de besoin, le Ministre, doivent être aussitôt mis à même de surveiller, à tous les degrés de leur hiérarchie respective et conformément aux prescriptions légales, l'exécution des mesures prescrites.

Dans tous les autres cas, il n'y aurait aucun inconvénient à accorder les délais nécessaires pour procéder à des examens contradictoires et porter les affaires devant la juridiction administrative et judiciaire, suivant les cas, mais non sans que cette juridiction ait pris l'avis du conseil ou de la commission dont la délibération est l'objet d'un recours.

M. Martin a la ferme conviction, basée en particulier sur les résultats obtenus par les législations étrangères qui comprennent ces dispositions, qu'elles suffiraient à éveiller dans l'esprit public le réel désir d'aider les pouvoirs publics dans la tâche qui leur incombe de maintenir et de préserver la santé publique.

MM. Rabot, le docteur Sidky-bey et Guillemin approuvent ces propositions.

M. le docteur Crimail et M. P. Fleury demandent la réorganisation du service des épidémies dans le sens de l'institution, dans chaque arrondissement, d'un service spécial, confié à des médecins compétents avec des agents et des appareils permettant de pratiquer immédiatement les mesures de désinfection.

M. le docteur Drouineau trouve ces propositions insuffisantes, parce qu'elles ne s'appliquent qu'à la législation sanitaire, sans se préoccuper du côté organique. Or que peut faire la loi si elle ne s'occupe que de l'exécution et non des questions de salubrité elle-même et des conseils techniques, qui doivent être de ce fait rattachés au pouvoir exécutif? On créerait une hygiène officielle, contre laquelle on demeure sans défense. Ce serait non seulement inefficace, mais en même temps dangereux; car, lorsqu'il sera question de mesures délicates et difficiles à prendre d'urgence, le pouvoir sera seul armé, et l'on devra s'incliner. Il ne peut donc pas être permis de séparer l'exécution de l'organisation.

M. le docteur A.-J. Martin objecte que, s'il ne s'est volontairement occupé dans sa communication que de la législation sanitaire et non de l'administration sanitaire, c'est qu'il a voulu faire le départ entre ce qu'il appartient à l'Administration de réaliser dès maintenant et ce qu'il est indispensable de demander au Parlement.

On ne gagne rien à vouloir tout obtenir à la fois, l'expérience de la dernière législature l'a prouvé.

M. le docteur A. Treille appuie ces observations.

M. le docteur Drouineau réplique que ce n'est pas là ce que les Congrès d'hygiène avaient compris jusqu'ici; la loi sanitaire sans organisation est inadmissible et elle sera inefficace.

Les propositions de M. le docteur A.-J. Martin, mises aux voix, sont adoptées par la Section.

A la demande de M. Wilmotte, la Section émet le vœu qu'il soit créé dans chaque ville un bureau d'hygiène avec laboratoire.

M. le docteur H. Kuborn expose l'organisation de la Société belge de médecine publique; il montre quels services elle a rendus, depuis sa fondation, pour l'étude de toutes les questions d'hygiène.

M. le docteur Sidky-bey expose l'*organisation de l'administration sanitaire en Égypte*. Indépendamment du conseil quarantenaire, il existe, au Caire, une administration sanitaire relevant du ministère de l'intérieur. Des médecins sont chargés, en province, de la santé publique, notamment de la vaccination, qui est obligatoire et a permis d'enrayer presque complètement la variole. Les hôpitaux sont munis d'un matériel antiseptique complet, et des travaux considérables d'assainissement viennent d'y être exécutés.

M. le docteur Pirès Farinha expose qu'un règlement, en date du 3 février 1886, a organisé le service sanitaire intérieur au Brésil, avec laboratoire et section spéciale de démographie à Rio-de-Janeiro.

M. le docteur Guillemin entretient le Congrès de la *réorganisation des services de la vaccine en France*. On a beaucoup parlé, dit-il, d'une loi prescrivant l'obligation de la vaccine. Avant d'imposer l'obligation, il faut songer à l'organisation. Il faut créer des sources de vaccin, former un cadre de vaccinateurs; puis il voudrait, avant même qu'on votât l'obligation, qu'on essayât de faire pénétrer peu à peu la vaccine dans les mœurs, en exigeant, par exemple, des certificats de vaccine pour toutes les écoles et pour toutes les administrations.

M. le docteur Arnould rappelle que, dans l'armée, on pratique la vaccination obligatoire, et, au nom de la liberté, il demande l'obligation pour tout le monde. Malheureusement, les médecins eux-mêmes sont quelquefois réfractaires à l'organisation des services de vaccine.

M. le docteur Proust est d'accord avec M. Arnould sur la nécessité de rendre la vaccination obligatoire. Les résultats obtenus en Allemagne, par exemple, ne laissent aucun doute sur l'urgence d'une mesure semblable. L'obligation de la vaccination entraîne nécessairement l'organisation d'établissements de production de vaccin; on ne peut penser à employer un autre vaccin que le vaccin animal qui, d'un côté, offre toute sécurité aux familles et, d'un autre, peut être fourni en quantité considérable. La France possède déjà quelques centres de production, mais il est de toute nécessité de les multiplier.

Pour M. le docteur Félix, l'expérience démontre aujourd'hui que la vaccination n'est pas suffisante; c'est pourquoi il serait d'avis de demander aussi la revaccination obligatoire. A Bucharest, on ne vaccine plus qu'avec du vaccin animal.

M. le docteur Janssens expose qu'à Bruxelles, l'État possède un institut vaccinal, où l'on produit, à peu de frais, des quantités considérables de vaccin animal. Ce vaccin est expédié sur simple demande à tous les médecins. Pour un pays comme la France, cinq ou six établissements de ce genre suffiraient. L'Italie vient d'en établir un sur le même modèle.

A la suite de la lecture d'un mémoire de M. Simon, la Section s'occupe des moyens d'assurer la *désinfection de la literie*. L'épuration proprement dite ne suffit pas; il y a lieu, ainsi que le demandent MM. les docteurs de Valcourt, Félix, Peyron, Vignard, Dind, MM. Rabot, A. Smith, d'obtenir une désinfection sérieuse et efficace, autant que possible à l'aide d'étuves à désinfection, soit fixes, soit locomobiles, à vapeur sous pression, et d'obtenir que la médecine adopte pour les malades les pratiques de désinfection dont la chirurgie s'est si bien trouvée.

Examinant la question du *licenciement*, pour cause de maladie épidémique et contagieuse, d'une caserne, d'un lycée ou d'une agglomération similaire, M. le docteur C.-M. Fleury exprime l'avis qu'il y a lieu d'y recourir le moins possible. Tout individu licencié pour cause d'épidémie, ou même simplement envoyé en congé alors que le groupe auquel il appartient possède quelques cas de maladies transmissibles et épidémiques, sera signalé au maire de la commune où il se rend et à l'autorité supérieure, afin qu'il soit pris, le cas échéant, toute mesure utile de prophylaxie.

M. le docteur Arnould estime qu'il y a lieu de distinguer à cet égard entre les diverses maladies infectieuses. Pour la fièvre typhoïde, le meilleur procédé consiste à évacuer les casernes et à faire placer les soldats dans une bonne localité, pour ainsi dire réfractaire. Il ne faut pas admettre comme seule cause l'étiologie aqueuse, mais l'abandon du foyer épidémique est une chose très favorable à l'extinction de la fièvre typhoïde.

Quant aux autres infections (variole, scarlatine, etc.), il n'est certes pas prudent de licencier alors qu'il y a de nombreux cas; mais, dès le début, on doit garder les malades et renvoyer les individus sains. Ne commençons-nous pas, d'ailleurs, à posséder des moyens de prévention contre ces maladies : la vaccine, pour la variole, la désinfection et l'isolement, pour les autres ?

En ce qui concerne l'armée, M. le docteur Arnould ajoute que l'observation de M. le docteur Fleury sur le danger du renvoi des soldats chez eux serait fondée, si l'on ne prenait pas soin de ne donner de congé qu'aux malades qui ne sont plus dangereux, après qu'eux et leurs vêtements ont été soumis à des mesures de nettoyage et de désinfection appropriés. Il n'existe, malheureusement, qu'une étuve à désinfection par la vapeur sous pression dans chaque corps d'armée, et même il n'y en a pas dans tous, si bien qu'on est obligé, pour les garnisons éloignées, de faire apporter les objets au chef-lieu du corps d'armée où se trouve l'appareil.

Les propositions de M. le docteur Fleury, mises aux voix, sont adoptées par la Section.

Pour M. le docteur Devillers, les *fêtes foraines* constituent un véritable danger pour la santé publique. Il suffit d'avoir visité ces installations de bohémiens, qui s'accumulent à certaines époques dans différents quartiers de Paris pour être convaincu qu'il ne s'agit pas d'un danger illusoire. Outre les dangers que présentent les exercices auxquels on se livre dans ces fêtes, on ne peut les regarder non plus comme des écoles de moralité. Il propose donc qu'on relègue les fêtes foraines en dehors des grandes villes. — La Section adopte cette proposition.

SECTION VI.

HYGIÈNE ALIMENTAIRE.

Accidents causés par les substances alimentaires d'origine animale contenant des alcaloïdes toxiques. — MM. Brouardel, Gabriel Pouchet et Paul Loye, rapporteurs. Le rapport, en rappelant la découverte des ptomaïnes et des leucomaïnes et l'influence nocive que ces alcaloïdes peuvent avoir, fait de sérieuses réserves sur la part qu'on leur attribue dans les accidents causés par des substances alimentaires altérées. Dans la majorité des cas, la recherche chimique n'a pas été faite, et c'est par une simple induction qu'on a rapporté aux ptomaïnes la cause des accidents observés.

Cette induction paraît, d'ailleurs, fort légitime. Si la mytilétoxine est le seul poison organique isolé jusqu'ici dans les expertises, d'autres ptomaïnes toxiques ont, en effet, été extraites, dans les recherches de laboratoire, de substances présentant les plus grandes analogies avec les matières alimentaires causes des accidents.

Il semble, d'autre part, un peu hâtif, encore aujourd'hui, de donner des caractères généraux à de pareils empoisonnements.

Il serait sage de renoncer à cette qualification trop grave d'empoisonnement par les ptomaïnes qu'emploient les hygiénistes pour désigner les accidents produits par les matières alimentaires d'origine animale. La formule physiologique a sa précision comme la formule chimique. Quoi qu'il en soit, il est probable que ces accidents ne reconnaissent pas tous pour cause le même poison.

D'autre part, les matières alimentaires animales peuvent véhiculer les micro-organismes du charbon, de la tuberculose, etc., et provoquer ainsi des affections spécifiques bien connues. Des travaux récents montrent qu'une partie, au moins, des accidents attribués aux ptomaïnes contenues dans les substances alimentaires d'origine animale seraient imputables à des infiniment petits ingérés avec les aliments.

La question n'a pas seulement un intérêt théorique. Suivant qu'on aura affaire à une intoxication ou à une infection, les moyens prophylactiques, de même que les moyens thérapeutiques, devront être modifiés. Par exemple, la cuisson prolongée, qui a été recommandée pour éviter les accidents des viandes malsaines, pourra suffire s'il s'agit de microbes. Mais s'il s'agit de ptomaïnes, on sait que certaines d'entre elles peuvent impunément supporter la température de 100 degrés; la cuisson, en pareil cas, deviendra une précaution inefficace et insuffisante.

Le problème n'est donc pas encore résolu au point de vue scientifique; il l'est, par conséquent, encore moins au point de vue hygiénique. Voilà pourquoi il y a lieu de demander aux chimistes, aux physiologistes et aux microbiologistes des indications moins vagues sur les altérations de toute nature qui se produisent pendant la décomposition des matières animales. Il faut que les hygiénistes puissent à bon escient formuler les prescriptions et les règlements destinés à veiller sur la santé publique.

M. le docteur Brouardel, après avoir résumé ce rapport, ajoute que certains faits intéressants, du même ordre, se sont produits depuis sa rédaction. Ce qui fait la grande difficulté de ces recherches, c'est que l'expertise se fait toujours trop tard ; ce n'est guère que lorsque les accidents ont une certaine gravité et sont un peu anciens que les experts sont appelés. Les matières alimentaires saisies ne sont plus les mêmes que celles qui ont produit l'intoxication.

M. Denæyer a entrepris, en collaboration avec MM. Voss et Boulanger, des expériences d'inoculation avec des macérations de viande filtrées et non filtrées et d'âge variable. Il indique les principaux résultats qu'ils ont obtenus. M. Bouchard, en injectant des peptones, a produit aussi des intoxications ; ces expériences, reprises par les expérimentateurs avec des peptones non altérées, ne leur ont rien donné. On a incriminé également les conserves en boîte dont le couvercle serait bombé; il est bien rare qu'une conserve altérée dégage assez de gaz pour faire bomber le couvercle.

M. Thibaut fait remarquer, à propos des empoisonnements de Lille, que dans la fabrication des saucisses, outre les viandes ordinaires, on introduit souvent de la chair de veaux mort-nés, dont la viande donne un bon aspect à la saucisse. Or, la chair du jeune veau est gélatineuse et très sujette à s'altérer ; il demande qu'une loi fixe l'âge et le poids minimum des veaux pouvant être livrés à la consommation.

Pour M. Girard, les causes d'altération sont variables. Il demande que les inspecteurs de boucherie fassent partout consciencieusement leur service et qu'ils soient sévères.

M. le docteur Félix ajoute que certaines autres substances s'altèrent vite; on connaît même des cas d'empoisonnements dus à des fromages altérés. Le sel ajouté aux viandes fraîches empêche le développement des ptomaïnes. Le fromage non salé a produit des accidents, et dans les cas où il a vu des saucisses amener des intoxications, c'est qu'il entrait dans leur composition du foie ou du sang.

M. le docteur G. Pouchet fait observer que dans ce que l'on appelle *intoxication*, il faut, au point de vue chimique, séparer en deux groupes les corps que l'on peut incriminer. Dans le premier, ce sont les ptomaïnes; dans le second, on rangera des substances bien différentes des ptomaïnes au point de vue chimique et se rapprochant plutôt des peptones. Ces dernières substances sont éminemment altérables, et c'est pour cela qu'il est très difficile de les étudier.

Il rappelle que ses expériences, conformes à celles de M. Bouchard, établissent la grande toxicité des peptones introduites par des injections intraveineuses, même lorsque ces peptones ne sont pas altérées. Il faut expérimenter de la même façon, et c'est ainsi qu'en faisant avaler à des chiens des extraits provenant de morue rouge on ne produit rien, tandis qu'on les tue si l'on injecte les extraits dans les veines.

M. le docteur Lainey pense qu'il ne faut pas seulement incriminer la viande dans les empoisonnements par la charcuterie; il se peut que certains condiments qu'on introduit dans ces viandes produisent des accidents. M. Rollet, de Lyon, aurait observé des cas d'empoisonnements dus à de la vanille.

M. le docteur P. Brouardel s'était demandé, avec M. Nocard, si les ptomaïnes capables de causer des accidents pouvaient se produire sans que la viande ait subi le contact des microbes. On sait que la chair des animaux forcés s'altère très vite; on pourrait peut-être chercher si cette putréfaction se produit sans microbes. M. Laugier a analysé plusieurs fœtus au point de vue chimique et n'a jamais trouvé de ptomaïnes: aussi pense-t-il que la chair du veau mort-né ne doit pas être incriminée.

Il est vrai que la viande mal préparée subit des modifications, mais il est des cas où elles sont si minimes que l'on ne peut les voir, et cependant cette viande peut causer des accidents. Dans ces conditions, il est bien difficile de sévir, si l'on n'a pas les moyens de reconnaître facilement si une viande est altérée ou non. On a incriminé la vanille; il pense, en effet, que certains accidents lui sont imputables, sans qu'il sache pour quelle raison cette vanille est toxique.

D'après M. le docteur Félix, ce sont toujours des glaces à la vanille qui ont amené des accidents, glaces préparées avec du lait; il pense que c'est au lait altéré qu'il faut les attribuer.

M. le docteur Brouardel objecte que jamais les autres glaces préparées de la même façon, mais non avec la vanille, n'ont produit d'accidents.

M. Nocard fait remarquer, en réponse à M. le docteur Thibaut, qu'il est absolument défendu par la loi de vendre des veaux mort-nés et même trop jeunes, de même qu'il est défendu de vendre pour la boucherie des animaux trop maigres. Il croit que la chair du veau mort-né est très altérable, car les bouillons qu'il fait avec cette chair sont extrêmement nutritifs, ce qui tient, il le pense, à la grande quantité de glycogène qui s'y trouve.

Comme M. Brouardel, il estime que dans les cas d'intoxication alimentaire soumis à l'expertise médico-légale, on arrive trop tard, et que les alcaloïdes ont tout le temps de s'altérer et de se détruire avant que l'enquête ne soit ouverte.

M. le docteur Charrin croit que certaines intoxications sont dues à des microbes, mais que ces microbes ne sont pas apportés avec les viandes altérées. Nous savons quel grand nombre de microbes contient le tube digestif; peut-être les viandes altérées qui sont ingérées leur sont-elles un excellent milieu de culture?

M. le docteur Bedoin est d'avis d'émettre le vœu que le règlement interdisant la vente du veau mort-né soit plus sévèrement appliqué.

M. le docteur Brouardel fait observer que là où il y a un abattoir, ce règlement est facile à appliquer; dans les campagnes, il en est tout autrement.

M. [illegible] pense que les viandes que l'on transporte au loin dans de la glace sont très altérables lorsqu'elles sont exposées à la chaleur; on peut leur imputer un certain nombre d'accidents.

M. P[illegible] ajoute que certaines conserves sont faites après que la viande a subi un commencement de putréfaction; ce fait est fréquent pour les conserves de gibier. Bien que la cuisson les stérilise ensuite, elles n'en sont pas moins primitivement altérées.

Il pense que la crainte du bombage des boîtes ne signifie rien; il n'y a guère que les conserves de légumes qui, en s'altérant, peuvent produire des gaz.

M. le docteur Brouardel ajoute que, avec M. Pouchet, il a constaté dans plusieurs exhumations, que les cercueils en plomb, au lieu d'être bombés, avaient un couvercle convexe.

Pour M. Nocard il est bon de mettre de côté les boîtes bombées, car on sait que ce sont les microbes anaérobies qui amènent la production des gaz. Il peut très bien se faire que le vibrion septique qui se trouve dans l'intestin des animaux aille jusque dans les muscles si l'on n'a pas dépecé l'animal rapidement. Il n'y a pas lieu d'insister sur le danger que peuvent présenter des conserves contenant le vibrion septique.

M. le docteur Leprince rappelle que dernièrement, au camp d'Avor, se sont produits des empoisonnements, qui paraissent être dus à une viande vieille seulement de douze heures et qui, présentée devant la commission d'examen des vivres, avait paru d'excellente qualité.

M. le docteur Brouardel déclare que cette discussion montre quelle difficulté existe actuellement à reconnaître des altérations de viandes dangereuses. Il est un fait, c'est que ces accidents se produisent surtout au printemps et que l'altération de la viande paraît être différente de la putréfaction ordinaire. Il ne veut pas poser de conclusion, et il propose que le Congrès maintienne cette question à l'ordre du jour. Il désire que le problème soit étudié, que chaque cas soit examiné isolément et au double point de vue clinique et chimique. Il est absolument impossible de réclamer une réglementation, la plupart des éléments du problème faisant défaut.

Cette proposition reçoit l'assentiment unanime de la Section.

Falsifications des denrées alimentaires. — M. Vidal, sans vouloir rappeler toutes les falsifications que les commissions d'inspection trouvent chez les débitants, signale seulement qu'en inspectant des épiceries, confiseries et débits de boissons, il a trouvé des sirops dits *d'orgeat*, *de grenadine*, etc., qui ne possédaient absolument aucune des substances qui doivent entrer dans leur composition. Ces boissons ne sont pas fabriquées par le détaillant qui, la plupart du temps, en ignore la composition; il serait désirable que l'on pût atteindre le producteur. C'est pourquoi il demande d'émettre un vœu invitant le Gouvernement à soumettre au même contrôle que les épiceries, confiseries, débits de boissons, etc., les laboratoires où se fabriquent ces sirops.

M. le docteur G. Pouchet rappelle que les sirops qui portent une désignation sans avoir la composition du produit indiqué, tombent sous la loi de 1851; car il y a tromperie sur la qualité de la marchandise vendue. Aller inspecter le fabricant est impossible, on ne peut que saisir les objets mis en vente.

M. Denæyer appelle l'attention sur l'incurie que l'on met dans un grand nombre d'endroits à réprimer la fraude; il appelle également l'attention sur ce fait que beaucoup de médicaments sont falsifiés.

Pour M. Thibaut, la saisie chez le fabricant est difficile; on peut saisir la marchandise seulement au moment où elle va être mise en vente. Quant aux médicaments, il estime qu'il serait plus facile de réprimer la fraude. Mais, pour cela, il ne faut pas que les inspecteurs se contentent de faire une visite comme celles que la loi leur prescrit de faire. Aussi pense-t-il qu'il faut que les inspecteurs des pharmacies puissent faire des visites sérieuses et profitables.

M. Brulé fait observer que, lorsqu'il s'agit de sirops d'orgeat, de groseille, etc., qui n'en ont que le nom, ils portent généralement ces mots : *sirop de fantaisie*, mais souvent en si petits caractères qu'on ne les voit pas, aussi ne peut-on rien faire. Bien souvent aussi le parquet ne veut pas poursuivre, trouvant que cela n'en vaut pas la peine. Il faudrait qu'il n'eût plus cette insouciance.

M. le docteur G. Pouchet appuie les observations de M. le docteur Thibaut sur les falsifications des médicaments, question très importante, mais en dehors du débat actuel. Atteindre les marchandises falsifiées chez le fabricant est impossible, car il a la ressource de dire qu'il ne veut pas les mettre en vente. C'est au détaillant condamné de se rabattre sur le fabricant; il faut qu'il fasse analyser les produits que celui-ci lui vend et qu'il le fasse condamner.

M. Méran souhaite que le Congrès émette le vœu de voir modifier la loi de 1851, en raison de son insuffisance manifeste. Il y a diverses catégories de fraudes qu'on peut ranger en deux classes : les fraudes inoffensives et les fraudes nuisibles. La loi ne fait pas de distinction entre le trompeur et l'empoisonneur. Cela est injuste; l'empoisonnement doit être frappé beaucoup plus sévèrement.

D'après M. le docteur G. Pouchet, cette distinction peut se faire, mais elle est laissée à la latitude des tribunaux qui, généralement, augmentent la peine dans le cas où la fraude est nuisible.

La Section émet le vœu que, dans les pays où la loi ne fait pas de distinction entre les simples falsifications et les fraudes nuisibles, des pénalités plus fortes soient édictées pour cette dernière catégorie.

M. Pabst fait une communication sur les *sirops de glucose*. Sur des sirops saisis et analysés au laboratoire municipal de la ville de Paris, il a trouvé que des sirops dits *de fantaisie* ne contenaient pas seulement de la glucose, mais encore de la dextrine ou d'autres produits chimiques intermédiaires entre la dextrine et l'amidon. Ces produits sont nuisibles à un certain point, et il serait bon que l'étiquette portât l'énoncé des substances qui entrent dans la composition de ces sirops.

M. Denæyer rappelle qu'en Belgique une loi ordonne que tout produit vendu corresponde à l'étiquette qu'il porte. Cette loi est malheureusement souvent inappliquée.

M. le docteur A. Treille fait observer qu'une telle loi n'existe pas en France, mais la Chambre des députés vient de créer quelque chose d'analogue, en décidant qu'on ne pourrait désigner sous le nom de vin que le produit pur de la fermentation du jus de raisin.

Pour M. le docteur G. Pouchet, il serait évidemment désirable que les substances mises en vente eussent une étiquette indiquant bien leur composition; mais cela est impossible à obtenir, et l'on pourrait demander qu'on désignât d'une façon simple tout produit artificiel.

MM. Denæyer et Van Hamel Roos présentent le vœu suivant, qui est adopté: «Il est désirable que tous les Gouvernements fassent une réglementation pour la vente des produits alimentaires et exigent que le produit vendu corresponde à l'énoncé de l'étiquette; lorsqu'il s'agira d'un produit nouveau, créé de toutes pièces, l'étiquette devra porter, à côté d'un nom ancien, ces mots : *Produit artificiel ne contenant pas de matières nuisibles.*»

M. van Hamel Roos a institué à Amsterdam *un essai du contrôle des vivres.* Tout acheteur a droit à faire analyser gratuitement ses échantillons, et le chimiste est payé par le vendeur. Celui-ci n'y perd rien, car s'il vend de la bonne marchandise, son débit se trouve augmenté par ce fait que ses produits sont reconnus de bonne qualité.

M. Denæyer craint que si le chimiste peut publier le nom du vendeur, celui-ci ne soit livré à l'arbitraire du chimiste.

M. Roos objecte que ce système fonctionne très bien à Amsterdam.

S'occupant de *l'inspection des viandes de boucherie dans les villes et les campagnes*, M. Girard fait remarquer qu'on a fait de nombreux règlements sur cette inspection. Le dernier, qui est appliqué maintenant, date de 1882. Malheureusement, les prescriptions excellentes de ce règlement sont souvent lettre morte, et s'il est facile dans des villes de le bien appliquer, il se présente beaucoup plus de difficultés dans les campagnes.

L'inspection des viandes de boucherie s'y impose également, et il propose que la Section émette les vœux suivants: «Il serait à désirer que le mode de surveillance des viandes de boucherie devînt uniforme dans toutes les communes de France; qu'il y ait un service de surveillance organisé dans les villes qui n'en ont pas encore, et surtout dans les campagnes.»

Ces propositions sont adoptées.

M. le docteur Petresco a fait, avec M. le docteur Urbeanu, l'analyse chimique et biologique de toutes les *eaux de Bucharest*, c'est-à-dire l'eau de la rivière et l'eau des mille puits qui alimentent la ville. Dans plusieurs, les analyses ont décelé la présence du bacille typhique. La fièvre typhoïde décimait l'armée et ils ont fait tous leurs efforts pour donner aux casernes de la ville une eau saine. Depuis ce temps la mortalité par fièvre typhoïde chez les soldats est à peu près nulle. La municipalité de Bucharest s'occupe d'améliorer l'hygiène de la ville.

M. le docteur Vignard rappelle qu'autrefois à Sulina, la garnison était décimée par la fièvre typhoïde. Cela tenait, croit-il, à ce que l'on puisait l'eau dans le Danube, à très peu de distance de l'endroit où débouchait un canal amenant les matières fécales provenant des fosses de la caserne. Depuis trois ans la caserne a été refaite, le canal a disparu, les matières fécales sont transportées au loin; il ignore si la fièvre typhoïde a diminué, et il demande à M. Petresco s'il en a connaissance.

M. le docteur Petresco ne pourrait le dire. Il ne faut pas confondre la question de l'apparition de la fièvre typhoïde avec celle de sa propagation. Par suite des mesures d'assainissement et de désinfection prises dans toutes les casernes de Bucharest, la propagation de cette maladie a été arrêtée; c'est en condamnant les sources et les puits suspects qu'on a supprimé sa cause première. En effet, depuis un an il n'y en a pas eu un seul cas dans la garnison de Bucharest.

M. le docteur Vassitch fait observer que depuis six ans qu'il exerce la médecine en Serbie, il n'a jamais eu l'occasion de voir un seul cas de fièvre typhoïde.

SECTION VII.

DÉMOGRAPHIE.

Statistique des causes de décès dans les villes. — Après avoir exposé l'organisation actuelle de la statistique dans les villes de France, M. le docteur Bertillon indique quelle amélioration il lui paraît facile et nécessaire d'apporter à cette organisation.

Il termine en exprimant le vœu que dans chacune des villes de plus de 5,000 habitants, le maire veuille bien désigner un médecin s'intéressant à l'hygiène publique, qui recevrait la mission de vérifier, chaque mois, le travail de l'employé chargé d'établir la statistique sanitaire.

Après un échange d'observations entre MM. les docteurs Janssens et Bertillon, sur les modifications à introduire dans la nomenclature des causes de décès, la Section, sur la proposition de M. le docteur Dupin, demande que sous la rubrique : *autres maladies infectieuses*, soient *nominativement* désignées, la suette, la grippe, le typhus exanthématique, etc., et autres maladies qui pourraient avoir frappé le pays.

La discussion s'engage ensuite sur les moyens d'obtenir pour la statistique des causes de décès des renseignements sérieux et en nombre suffisant. Plusieurs vœux sont émis à ce sujet :

1° A la demande de M. le docteur Dind, que la déclaration de la cause des décès soit dans chaque cas faite en première ligne par le médecin traitant et, à défaut de celui-ci, par le médecin appelé à vérifier la réalité des décès.

2° Sur l'avis de M. le docteur Dupin, que dans chaque localité, avant de procéder à l'inhumation, l'autorité administrative exige de la famille du décédé un certificat constatant la cause du décès.

3° A la suite des observations de M. le docteur J. Teissier, que l'autorité administrative soit invitée à transmettre chaque année à tous les médecins de la localité des bulletins imprimés de déclarations des décès portant au verso la nomenclature numérotée des principales causes de mort, et qui serviront à délivrer le permis d'inhumation (les causes du décès pouvant être indiquées par un numéro); à ce certificat sera annexé, pour faciliter le travail de statistique et permettre l'unification de ce travail, un talon à détacher portant l'indication exacte du diagnostic et qui devra être adressé à la préfecture ou au bureau d'hygiène chargé de la statistique.

A la suite d'une communication de M. le docteur C.-M. Fleury sur *l'enregistrement et le calcul des mort-nés*, la Section déclare qu'il y a lieu : 1° d'exiger la déclaration de tous les produits de la gestation en indiquant le mois de la gestation; 2° de distinguer dans les tableaux statistiques les produits de la gestation qui ont moins de six mois d'âge et ceux qui ont dépassé cet âge; 3° de distinguer les produits de la gestation présentés sans vie à l'officier de l'état civil, mais ayant vécu.

D'autre part, considérant que l'intervention des sages-femmes joue un rôle considérable dans la mort-natalité, que leur nombre et leur peu d'instruction sont deux causes importantes de mort-natalité, la Section appelle l'attention des pouvoirs publics sur la législation qui les concerne dans les différents pays.

Enfin, pour diminuer la mortalité et spécialement celle de l'enfance, il importe avant tout d'en connaître les causes, et, afin d'éviter le danger des inhumations précipitées, la Section demande qu'aucun individu ne puisse être inhumé sans que son décès ait été médicalement constaté.

M. H. de Montricher appelle l'attention sur *l'importance des travaux d'assainissement au point de vue économique*, à propos des projets en élaboration pour l'assainissement de Marseille.

En ramenant, par des travaux d'assainissement, au taux normal la mortalité de Marseille, on diminuerait de plus de 4,500 le nombre des décès annuels; la plus-value économique obtenue ainsi chaque année serait de 9 millions environ en admettant le chiffre moyen de 2,000 francs comme valeur économique de la vie humaine. Ces travaux constitueraient une dépense totale de 15 à 20 millions, qui serait par conséquent récupérée en deux ans environ.

M. le docteur Drysdale compare la statistique vitale à Paris et à Londres, en 1888.

La différence entre la natalité et la mortalité a été, à Londres, de 11.5 p. 1,000 et à Paris, de 3.83 p. 1,000.

M. le docteur Drysdale montre ensuite qu'à Londres comme à Paris la natalité et la mortalité ont été tout particulièrement élevées dans les quartiers riches comparés aux quartiers pauvres; que la variole a disparu chez les enfants à Londres depuis que la vaccination a été rendue obligatoire; que la fièvre typhoïde cause, en moyenne, deux fois plus de décès à Paris, par suite des procédés défectueux d'évacuation des vidanges qui y subsistent encore; que la rougeole et la scarlatine sévissent à Londres plus qu'à Paris et qu'enfin la tuberculose comptait dans ces deux villes pour près du quart des décès et pour 4 p. 1,000 environ sur la population tout entière.

D'après les tableaux présentés par M. le docteur Longuet, la *mortalité générale de l'armée française* (intérieur, colonies, Algérie, Tunisie), la mortalité de l'ancienne armée à l'intérieur répond à 9 p. 1,000, pour l'armée entière à 10 p. 1,000; la mortalité de l'armée actuelle à l'intérieur est de 6 p. 1,000, et celle de l'armée entière, de 7 p. 1,000. Ce gain de 3 p. 1,000 sur la mortalité de l'armée est donc acquis d'une façon certaine à l'armée de l'intérieur; il ne doit rien à l'amélioration considérable, d'ailleurs, de l'état sanitaire de l'Algérie et de la Tunisie, à la disparition momentanée de circonstances exceptionnelles; c'est une conquête réelle et durable de l'hygiène militaire en France.

La mortalité des hommes de vingt à vingt-cinq ans, période correspondant exactement à celle du service militaire actif, est, en France, de 12,60 p. 1,000. Ce rapprochement doit être fait, mais l'impossibilité de savoir ce qu'il conviendrait d'ajouter aux chiffres de mortalité de l'armée pour représenter les décès des hommes éliminés des rangs par des réformes, cette impossibilité empêche toute comparaison ferme.

M. le docteur Léon Colin est d'avis que cette diminution dans la mortalité de l'armée est due, en grande partie, aux efforts qui ont été faits pour améliorer l'hygiène du soldat; le service de santé a besoin d'être aidé dans sa tâche par les municipalités des villes de garnison qui doivent avoir à cœur de pratiquer et d'assurer l'assainissement de ces villes.

M. le docteur G. Lagneau estime que cette diminution tient surtout à ce que, depuis l'application de la loi du 27 juillet 1872, rendant le service obligatoire, il y a surabondance d'hommes, et que, pour se conformer aux exigences du budget, on élimine de plus, par exemptions et ajournements, les infirmes, les valétudinaires, et l'on ne choisit que les plus valides, ceux qui présentent le plus de force de résistance, et, conséquemment, présentent la moindre mortalité.

M. le docteur Longuet objecte que la principale cause de la mortalité est la fièvre typhoïde, maladie qui n'est pas de celles qui choisissent leurs victimes de préférence parmi les faibles.

M. le docteur Chervin demande que la statistique du recrutement soit publiée par canton.

M. le docteur Janssens communique des graphiques, d'après lesquels, à mesure que le bureau d'hygiène de Bruxelles a vu ses opérations s'augmenter et son influence grandir, la mortalité a diminué dans cette ville d'une façon continue et régulière.

M. le docteur Dupin expose l'organisation du bureau d'hygiène qu'il est parvenu à fonder à Toulouse, en utilisant les agents sanitaires existants, de façon à ne pas grever le budget de la ville. Il indique les résistances qu'ont opposées certaines administrations pour aider dans son œuvre le bureau d'hygiène, et il présente, en terminant, le bulletin statistique publié par ce service.

SECTION VIII.

CRÉMATION.

Les débats de cette Section, dont la constitution spéciale avait été sollicitée par la Société internationale de crémation siégeant à Milan, ont été dirigés par M. le docteur Bourneville. Ils ont été inaugurés par la lecture d'un rapport considérable de M. G. Salomon sur l'histoire de la crémation à Paris, de 1791 à aujourd'hui. Il rappelle comment cette réforme a été posée, discutée et résolue au Conseil municipal d'abord, puis au Conseil d'hygiène et de salubrité du département de la Seine. Il expose enfin comment il a été procédé à la construction du four crématoire du Père-Lachaise et il fait la critique des premières installations.

M. Guichard décrit ensuite les dispositions de son appareil spécial, qui consiste en un nombre variable de dards de chalumeau, alimentés par du gaz d'éclairage et de l'air comprimé. La dépense serait d'une trentaine de francs pour chaque opération; la durée ne serait que de 40 minutes; le four n'est allumé qu'après l'introduction de la bière, ce qui évite le flamboiement qui se fait au moment de l'introduction de la bière dans les fours actuels. Il reconnaît que son appareil a l'inconvénient, ainsi que tous les appareils à chalumeau, de produire un bruit assez considérable.

M. Bourry donne des renseignements sur le four crématoire qu'il a installé à Zurich. Une dizaine de crémations y ont déjà été opérées.

Une discussion s'engage ensuite sur les dépenses des crémations du Père-Lachaise. Ces dépenses, qui s'élevaient d'abord à près de 100 francs, dit M. Caffort, étaient tombées à 70 francs pour les dernières crémations. Onze crémations, sur demandes, ont déjà été opérées, sans compter, naturellement, les crémations expérimentales. La semaine dernière, le nouveau four construit par MM. Toisoul et Fradet a été expérimenté. On y a fait trois crémations successives : la première a duré 1 h. 20, la seconde 1 h. 10, la troisième 1 heure.

M. Guichard signale l'utilité d'étudier tous les détails de l'opération, au point de vue du sentiment, de la pompe à donner à ces cérémonies, et il estime que les incinérations ne doivent pas être publiques, en ce sens que les assistants ne doivent pas être autorisés à regarder les différentes phases de l'opération.

La Section adopte ensuite à l'unanimité les conclusions suivantes du rapport de M. G. Salomon :

« *Le septième Congrès international d'hygiène, confirmant les vœux des congrès internationaux d'hygiène déjà tenus, demande : 1° que les Gouvernements fassent disparaître les obstacles législatifs qui s'opposent encore à la crémation facultative des cadavres; 2° que les Gouvernements avisent à organiser la crémation des cadavres sur les champs de bataille.*

« *Et, d'autre part, le septième Congrès international d'hygiène émet le vœu qu'il soit créé une commission technique qui serait appelée à donner son avis sur toutes les questions relatives à la pratique de la crémation à Paris.* »

M. Guichard rend compte, à la séance suivante, de la crémation d'un mouton, qu'il a faite le matin en présence d'un certain nombre de membres du Congrès, à l'usine de l'air comprimé, rue Saint-Fargeau, à Belleville.

Le cadavre du mouton pesant 54 kilogrammes a été introduit dans un cercueil avec mixture; l'expérience a duré 46 minutes, il a été brûlé 190 mètres cubes de gaz et 500 mètres cubes d'air comprimé. M. Guichard présente les résidus pesant 1 kilogr. 900. Il attire l'attention sur l'état de blancheur des os qui, à leur sortie du four, ont été passés dans l'eau. Ils sont excesssivement friables et se réduisent en poussière sous la simple pression des doigts.

Le seul reproche à faire à ce procédé est, suivant M. Leroux, la nécessité de compliquer l'opération; il faut précipiter les os dans l'eau froide pour les dissocier. L'opinion publique est hostile à tout maniement des restes. Il faut écarter de la crémation tout ce qui peut en éloigner.

M. Guichard ne cherche pas exclusivement à obtenir des cendres; il voudrait défigurer les os et les réduire en poussière En outre, il est d'avis que la trempe a un avantage : le refroidissement immédiat.

M. Caffort lit une note sur le service de la crémation à Paris. Il décrit l'appareil crématoire : 1° au point de vue de la température. Le pyromètre n'a pas dépassé 960 degrés; 2° nature des gaz provenant des incinérations. Ils sont brûlés au passage par l'effet d'un foyer de coke installé dans la cheminée; 3° bois à employer pour le chauffage : plaquettes de hêtre fournissant de longues flammes analogues à celles des fascines employées en Italie et difficiles à se procurer en France. Le bois de chêne n'a pas donné de résultats; le bois de sapin écorcé présente de grands avantages : diminution de follicules charbonneuses dans la sole, production plus grande de chaleur et économie de combustible (650 kilogrammes, au lieu de 1,000 kilogrammes pour le hêtre ou le chêne); 4° nature des cercueils : après diverses expériences, le peuplier a été reconnu comme brûlant sans bruit et ne laissant presque pas de résidus; 5° mixtures désinfectantes : la sciure de bois présente de sérieuses difficultés. Les rognures de papier, les déchets de coton, le crin végétal, la paille de bois ont été successivement employés. Pour la crémation des personnes ayant succombé à des maladies épidémiques, on a renfermé leurs corps dans des cercueils garnis en caoutchouc ou en carton bitumé qui brûlent sans difficulté; 6° sole; on a essayé divers systèmes; M. Caffort conclut que le problème permettant de brûler rapidement le corps sans attaquer la sole n'est pas encore résolu; 7° appareil d'introduction : le plus récent se compose d'un chariot muni de deux longs bras formant fourchette et montés sur des rails encastrés dans le sol. Le cercueil étant placé sur les bras, soit sur une sole de fonte, l'appareil est introduit dans le four. Un cendrier est déposé à l'avant du four. L'incinération ne semble pas devoir durer plus d'une heure quand le four fonctionnera sans arrêts.

Depuis l'adoption du nouveau four, la dépense est très simplifiée. En tenant compte du chauffage de toute une journée, et en faisant 18 incinérations par jour, chaque crémation reviendra à 3 francs.

M. Salomon est d'avis qu'étant donné les différences de prix de revient entre le nouveau four et l'ancien, on devrait demander la démolition du four Gorini actuellement existant.

MM. Caffort et Leroux sont opposés à cette mesure. Le prix du four Gorini est très modéré et il a l'avantage d'être chauffé en trois heures. Ils sont contraires à l'idée qu'on se fait qu'un four soit préférable à un autre. C'est une affaire de localité.

M. Caffort donne lecture de la délibération, en date du 7 août, du Conseil municipal, qui fixe les taxes à percevoir pour les incinérations.

M. le docteur Bourneville demande s'il est bien entendu que pour les familles étrangères les taxes seront semblables.

M. Leroux répond qu'un arrêté du préfet ou des maires prélève un dégrèvement pour toutes les familles qui voudraient faire des incinérations à Paris, et les donne gratuitement pour toute la population modeste.

M. Salomon s'élève hautement contre la mesure prise par le Conseil municipal de Paris qui limite à cinq années la durée des concessions. Il pense qu'elle écartera de la crémation les nombreuses personnes qui l'acceptent avec l'idée de conserver perpétuellement les cendres. M. Salomon espère que le Conseil rapportera cette mesure.

M. le docteur Bourneville complète comme il suit la statistique des quatorze crémations particulières qui ont été faites jusqu'ici à Paris, du 30 janvier de cette année au 12 août : 8 hommes, 4 femmes, un jeune homme de onze ans et un enfant; pour 9 le décès avait eu lieu à Paris, 3 dans le département de la Seine et 2 en province. La durée de l'opération a varié entre 50 minutes pour l'enfant de huit mois et 2 h. 40 pour un corps embaumé; la moyenne a été de 1 h. 45.

www.ingramcontent.com/pod-product-compliance
Lightning Source LLC
LaVergne TN
LVHW011953160826
845678LV00002B/515

* 9 7 8 2 3 2 9 6 9 1 3 9 8 *